Olivier Stoffer

Naturopathie et perte de poids

Olivier Stoffer

Naturopathie et perte de poids

Équilibrez votre poids naturellement !

Éditions Vie

Impressum / Mentions légales

Bibliografische Information der Deutschen Nationalbibliothek: Die Deutsche Nationalbibliothek verzeichnet diese Publikation in der Deutschen Nationalbibliografie; detaillierte bibliografische Daten sind im Internet über http://dnb.d-nb.de abrufbar.

Alle in diesem Buch genannten Marken und Produktnamen unterliegen warenzeichen-, marken- oder patentrechtlichem Schutz bzw. sind Warenzeichen oder eingetragene Warenzeichen der jeweiligen Inhaber. Die Wiedergabe von Marken, Produktnamen, Gebrauchsnamen, Handelsnamen, Warenbezeichnungen u.s.w. in diesem Werk berechtigt auch ohne besondere Kennzeichnung nicht zu der Annahme, dass solche Namen im Sinne der Warenzeichen- und Markenschutzgesetzgebung als frei zu betrachten wären und daher von jedermann benutzt werden dürften.

Information bibliographique publiée par la Deutsche Nationalbibliothek: La Deutsche Nationalbibliothek inscrit cette publication à la Deutsche Nationalbibliografie; des données bibliographiques détaillées sont disponibles sur internet à l'adresse http://dnb.d-nb.de.

Toutes marques et noms de produits mentionnés dans ce livre demeurent sous la protection des marques, des marques déposées et des brevets, et sont des marques ou des marques déposées de leurs détenteurs respectifs. L'utilisation des marques, noms de produits, noms communs, noms commerciaux, descriptions de produits, etc, même sans qu'ils soient mentionnés de façon particulière dans ce livre ne signifie en aucune façon que ces noms peuvent être utilisés sans restriction à l'égard de la législation pour la protection des marques et des marques déposées et pourraient donc être utilisés par quiconque.

Coverbild / Photo de couverture: www.ingimage.com

Verlag / Editeur:
Éditions universitaires européennes
ist ein Imprint der / est une marque déposée de
OmniScriptum GmbH & Co. KG
Heinrich-Böcking-Str. 6-8, 66121 Saarbrücken, Deutschland / Allemagne
Email: info@editions-ue.com

Herstellung: siehe letzte Seite /
Impression: voir la dernière page
ISBN: 978-3-639-49259-0

Zugl. / Agréé par: Collège des Médecines Douces du Québec 2012

Copyright / Droit d'auteur © 2013 OmniScriptum GmbH & Co. KG
Alle Rechte vorbehalten. / Tous droits réservés. Saarbrücken 2013

STOFFER Olivier

NATUROPATHIE ET PERTE DE POIDS

Équilibrez votre poids naturellement !

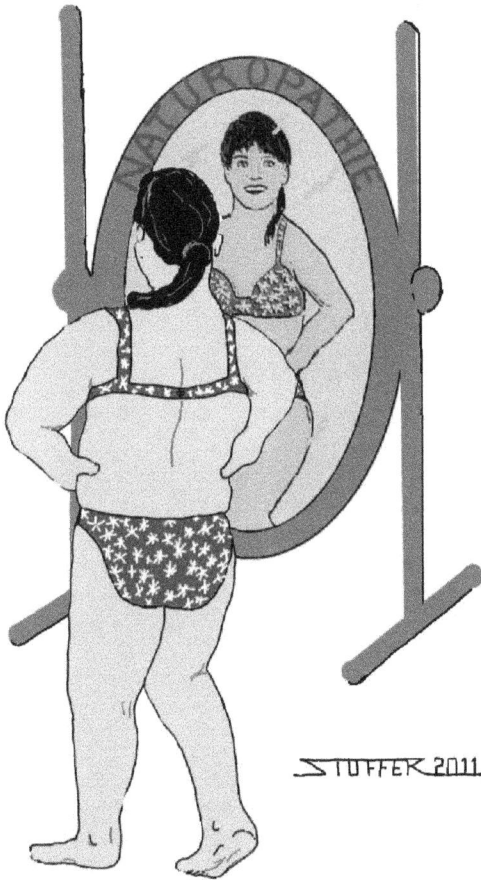

Je dédie ce livre au **Docteur Jean-Pierre Willem**, médecin, chirurgien, anthropologue, pionnier des médecines naturelles, créateur de la Faculté Libre de Médecine Naturelle et d'Ethnomédecine, où j'ai pu effectuer mes premières études de naturopathie.

En hommage à son parcours, son dévouement et surtout sa passion communicatrice de la santé naturelle.

Un grand merci à **Sophie SEMBLA** qui m'a servi de modèle pour les photos de cet ouvrage.

Table des Matières

INTRODUCTION

Dans notre société où tout n'est qu'apparence, le souci de présenter aux autres une image conforme aux « canons » de la beauté actuelle devient une véritable obsession pour bon nombre de personnes.

Tout semble bon à essayer mais peu, en vérité, y trouvent leur compte.

La perte de poids risque d'être un domaine où le praticien de santé Naturopathe aura de plus en plus son mot à dire !

De par sa culture holistique, il peut être le plus à même de proposer des solutions étudiées pour chaque cas.

Mais le terme « perte de poids » est-il réellement le plus adapté à la situation ?

En fait, ce qui préoccupe le plus, c'est l'apparence physique que l'on présente aux autres. Cette apparence, c'est souvent des hanches trop développées chez Madame, ou une « bouée de sauvetage » autour de la taille de Monsieur !

Il s'agit en fait de perdre de la masse grasse. C'est cet excédent de « gras » qui est souvent responsable de cette prise de poids. Mais nous verrons plus loin qu'une prise de poids n'est pas obligatoirement due à une augmentation de masse grasse.

Nous garderons cependant la dénomination « perte de poids » pour le sujet de ce livre, car c'est le terme employé par tout un chacun lorsqu'il s'agit de faire disparaître un certain embonpoint.

LE PRATICIEN DE SANTE NATUROPATHE

C'est un éducateur de santé qui œuvre dans le cadre préventif, en amont de la maladie. Il ne prend pas la place du médecin, et n'interdit jamais la poursuite d'un traitement en cours. Il le complète éventuellement, par des conseils d'hygiène de vie, un réglage alimentaire adapté, et des techniques de gestion du stress.

LES MOYENS D'ACTION DU NATUROPATHE

La naturopathie étant fondée sur le principe de l'énergie vitale de l'organisme, il s'agira pour le praticien de santé d'adapter sa pratique en fonction de l'individu qui se présente, en utilisant des techniques issues de la tradition et reposant sur le principe de 10 agents naturels de santé.

Des 10 agents évoqués, 3 sont majeurs:

1. *ALIMENTATION:* diététique, nutrition, cures saisonnières

2. *PSYCHOLOGIE:* relaxation, relation d'aide, gestion du stress

3. *EXERCICES PHYSIQUES:* culture physique, gymnastique douce, arts martiaux, yoga, natation…

Les agents suivants sont secondaires (car les 3 premiers peuvent suffire à l'entretien de la santé), mais peuvent (nous le verrons plus loin) compléter efficacement les méthodes précédemment citées:

4. _HYDROLOGIE:_ thalassothérapie et thermalisme, avec utilisation d'eau chaude, froide, ou tiède, en usage interne ou externe. Bains, douches, traitements à base d'argile, et/ou de produits marins.

5. _TECHNIQUES MANUELLES:_ massages non médicaux de type californiens, coréen…

6. _TECHNIQUES REFLEXES:_ shiatsu, massage chinois, réflexologies plantaires, palmaires et endosnasales, auriculothérapie, point de Jarricault ou de knapp…

7. _TECHNIQUES RESPIRATOIRES:_ empruntées au yoga ou aux arts martiaux, bol d'air Jacquier, ionisation…

8. PLANTES: revitalisantes, drainant, huiles essentielles…

LES 3 PILIERS DE LA NATUROPATHIE

La Naturopathie s'appuie sur trois méthodes qui permettent de libérer l'organisme de la toxémie qui l'encombre :

- Les cures de DETOXINATION
- Les cures REVITALISATION
- Les cures de STABILISATION

LES CURES DE DETOXINATION :

Les cures de détoxination permettent de faire fonctionner les organes excréteurs. Elles sont essentiellement composées par les diètes et par le jeûne. Les diètes peuvent être composées de fruits et légumes bios, de bouillons, de jus de légumes (cure de Breuss), ou de jus de fruits, s'appliquer sous formes de monodiètes (cures de raisin, ou autres fruits de saison).

Les diètes permettent de mettre l'organisme au repos.

Le jeûne, lui, permet un travail en profondeur, ainsi qu'une élimination plus complète des toxines de l'organisme. Il est cependant nécessaire de le pratiquer progressivement, avec prudence, et au mieux, sous les conseilles d'un thérapeute.

LES CURES DE REVITALISATION :

Les cures de revitalisation sont là pour combler les manques de l'organisme sur le plan physique (vitamines minéraux ou oligo-éléments, ensoleillement), mais aussi psychique (harmonisation du rythme de vie, détente psycho-corporelle…).

LES CURES DE STABILISATION :

Elles permettent de consolider ce retour au bien-être grâce à une alimentation équilibrée et adapté à la spécificité de la personne (Constitution, rythme de vie, saisons...).

Il est évident que ces différentes cures ne sont pas forcément faciles à mettre en place dans notre monde moderne. Bien peu peuvent s'accorder un temps suffisant pour déjeuner correctement. De plus, il est également difficile de s'accorder à nos rythmes biologiques lorsque l'on fait les trois-huit.

Enfin (et c'est une chose que je remarque chaque jour !), il est très difficile de trouver des gens réellement motivés pour changer leur mode de vie. L'enthousiasme est souvent là au départ, mais à la moindre difficulté ou la moindre déception, c'est l'abandon !

Je vais donc m'efforcer de vous présenter, tout au long de cet ouvrage, une naturopathie adaptée à notre vie de tous les jours. Cette pratique que je confronte chaque jour, face à une clientèle qui veut tout, tout de suite, mais qui n'est malheureusement pas forcément prête à faire quelques sacrifices. Autrement dit une « Naturopathie de terrain » !

<u>LA PERTE DE POIDS</u>

Avec la multitude de méthodes, de régimes, de doctrines diététiques existantes sur le marché, on se demande encore pourquoi ce problème n'est pas réglé. En fait, il n'y a pas de méthode miracle !

Il y a également de fausses idées quand il s'agit de perdre quelques kilos :

- Certains effectuent des entraînements physiques de forcenés, à grand renfort de vêtements de sudation. Cela ne sert à rien, sinon risquer un malaise pour cause d'hyperthermie. En vérité, dans ces entraînements, on ne perd que de l'eau et des sels minéraux.

- D'autres sautent des repas s'imaginant, qu'ils perdront quelques grammes et que tout cela sera réglé au repas suivant. Hélas, on oublie trop souvent que la nature est « bien faite ».

En effet quand votre corps n'a pas eu son repas quotidien en temps voulu que fait-il ? Hé bien il se dit que si on cherche à l'affamer, la prochaine fois qu'on lui donnera quelque chose, non seulement il ne l'utilisera pas, mais il le stockera de manière à anticiper la prochaine restriction.

Dans cet ouvrage, vous ne trouverez pas le « **super régime du siècle** », car rien que le terme de régime nous fait déjà penser à une restriction alimentaire !

Les conseilles qui vont vous être apportés, pourront non seulement vous faire perdre des kilos superflus mais aussi et surtout vous permettre **<u>de préserver votre santé !</u>**

Ce qu'il est important de mettre en place, c'est une **réforme alimentaire** en employant une alimentation qui soit à la fois quantitative mais aussi **et surtout** qualitative.

En fait, on doit toujours considérer qu'une perte de poids raisonnable doit à la fois prendre en compte, l'alimentation, l'activité physique, et l'hygiène de vie.
Une bonne alimentation, sans une pratique d'activités physiques adaptées, ne règlera rien.

De même que suer sang et eau à l'entraînement et se consoler de cet effort en faisant un repas pantagruélique, ne fera qu'alimenter la culpabilité et l'impuissance à atteindre l'objectif voulu.

Souvent le thérapeute est considéré comme le messie qui doit apporter toutes les solutions, que le patient peut utiliser **sans effort** et surtout dans un laps de temps **très court** !

Comment perdre en deux mois ce que l'on à parfois pris en une dizaine d'année ?
Le Praticien de santé Naturopathe se doit de toujours prévenir son patient qu'il doit être partie prenante dans sa démarche d'amincissement.

 Il doit avoir la volonté d'aller jusqu'au bout de ce qu'il veut (ceci n'est d'ailleurs pas valable que dans un objectif de perte de poids, mais aussi bien entendu, dans tout autre thérapie). Sans cela, l'action du thérapeute en sera affaiblie, ou au pire, complètement nulle.

Hélas, comme disent nos amis anglo-saxons : « No Pain, No Gain ! » (Pas d'effort, pas de résultat !).

Le praticien doit souvent se transformer en coach pour motiver continuellement la personne dont il s'occupe. Il doit cependant l'amener par la suite à se prendre en charge elle-même. En effet, le Praticien de santé Naturopathe est avant tout un éducateur de santé qui doit guider le patient vers une complète autonomie.

Comme il est dit dans l'introduction, le Naturopathe fait référence à 10 agents de santé naturels pour mener à bien sa « mission ».

Nous allons donc voir que la perte de poids ne concerne pas qu'un seul domaine, mais que différents paramètres peuvent se conjuguer et s'adapter au cas par cas, pour arriver au résultat espéré.

Tout d'abord, le Praticien de Santé Naturopathe interroge le patient, sur ses habitudes de vie (stress, alimentation, exercice physique…)

Une évaluation morpho-physio-typologique (sanguin, lymphatique ou bilieux…) est établie.

Une étude de l'aspect de la peau, de la langue, ainsi que la prise des pouls radiaux tirée de Médecine Traditionnelle Chinoise, peut compléter l'interrogatoire.

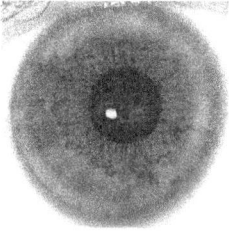

Un examen iridologique complète avantageusement les indications générales.

Exemple : Sur cet iris, on peut voir un terrain gastro-entérique, c'est à dire que cette personne à un système digestif perturbé, on peut aussi distinguer dans sa partie périphérique supérieure, un anneau blanc opaque. C'est un anneau lipémique signalant un taux élevé de graisses dans le sang.

Lorsqu'un patient vient consulter un naturopathe pour perdre du poids, celui-ci va évaluer l'indice de masse corporel, qui permet d'établir si le patient est en surpoids.

L'indice de masse corporel est un rapport poids/taille qui se calcule de la manière suivante :

$$IMC = P / T^2 => \text{Poids en Kg divisé par la Taille au carré.}$$

IMC Normal :

- 19 à 24 pour les femmes
- 20 à 25 pour les hommes

Surcharge pondérale :

- de 25 à 27

Obésité modérée :

- supérieure à 27 (correspondant à un surpoids de 20%)

Obésité franche

- supérieure à 30 (correspondant à un surpoids de 20%)

Obésité majeure :

- supérieure à 40 (risques de complications fréquentes)

A l'aide de toutes ces informations le naturopathe, peut mettre en en oeuvre une stratégie adaptée à son patient.

L'ALIMENTATION

RAPPELS ANATOMOPHYSIOLOGIQUES

Le tube digestif est un long conduit de 10 à 12 mètres de long qui s'étant de la bouche à l'anus. On trouve donc la cavité buccale composée de plusieurs parois, constituées par les lèvres, la langue, le palais, le voile du palais avec la luette ; et deux parois latérales constituant les joues.

En dessous, le conduit se sépare en deux :
Du côté de la muqueuse du pharynx se situe l'entrée des voies aériennes, au niveau des fosses nasales, se situe l'entrée de l'œsophage.

Celui-ci arrive à l'estomac au niveau de l'orifice du cardia. En sortie de l'estomac on trouve le pylore suivi de l'ampoule du duodénum. On trouve ensuite l'intestin grêle avec ses 3 parties, le duodénum, le jéjunum, et l'iléon.

Vient ensuite le gros intestin avec ses quatre parties : le colon ascendant, le colon transverse, le colon descendant et le colon sigmoïdes..

Le gros intestin se prolonge jusqu'à l'ampoule rectale, puis vient le sphincter anal qui se termine à l'anus.

Tube digestif

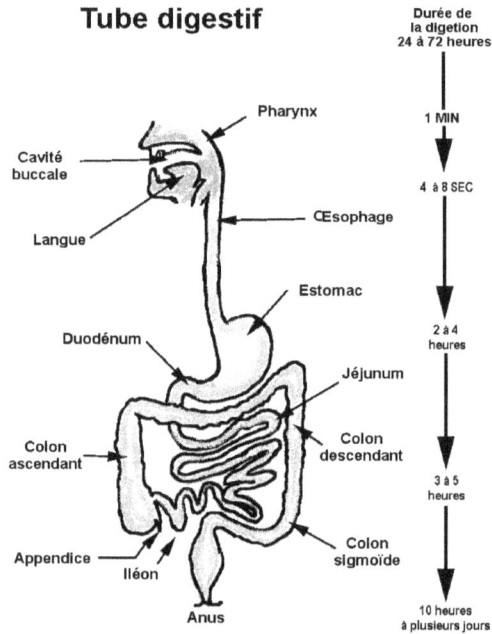

Durée de
la digetion
24 à 72 heures

Pharynx — 1 MIN

Cavité
buccale

Langue

Œsophage — 4 à 8 SEC

Estomac

Duodénum

Jéjunum

Colon
ascendant

Colon
descendant — 2 à 4
heures

Appendice

Iléon

Colon
sigmoïde — 3 à 5
heures

Anus — 10 heures
à plusieurs jours

MÉCANISMES DE LA DIGESTION

La digestion est un processus complexe destiné à préparer les aliments à leur assimilation.

La digestion commence dans la bouche ! En mastiquant les aliments, ceux-ci s'imprègnent en amylase salivaire et en lipase.

L'amylase s'occupe d'hydrolyser l'amidon, tandis que la lipase coupe les premières liaisons esters des triglycérides.

Après déglutition, le bol alimentaire est conduit dans l'œsophage par mouvements successifs (péristaltisme) vers l'estomac.

Le bol alimentaire est progressivement imbibé d'acide chlorhydrique qui va dénaturer les protéines tout en stoppant l'action de la lipase et de l'amylase. De la pepsine est sécrétée par les parois de l'estomac pour débuter l'hydrolyse des protéines. Par malaxage successif, le bol alimentaire est transformé en une bouillie appelée chyme.

Le foie qui joue le rôle d'une centrale d'épuration du sang, élimine les déchets dont une partie passe dans la bile. Cette bile est emmagasinée dans la vésicule biliaire qui la rejette dans le duodénum par l'intermédiaire du canal cholédoque.

Le pancréas assure la production de plusieurs enzymes digestifs tels que protéases (pour la dégradation des protéines), lipase (pour la dégradation des graisses), et amylases pancréatique (pour la dégradation des glucides).

Il produit aussi du bicarbonate de soude pour neutraliser l'acidité de l'estomac.
En sortie de l'estomac on trouve le pylore, qui va réguler le passage des aliments dans le duodénum.

L'intestin grêle ayant une grande surface d'absoption (environ 350 m2 de villosités intestinales), c'est là que va s'effectuer 90% de l'assimilation des nutriments.

Le bol alimentaire progresse, à raison de 12 contractions par minutes, vers le côlon.

Dans le côlon vont être décomposés tous les éléments qui non pas été digérés dans les phases précédentes. Touts ces matières pourront y séjourner de 12 à 24 heures (parfois plus, hélas!).

Au niveau du rectum vont se concentrer tous les résidus déshydratés de la digestion, avant d'être expulsés par l'anus.

MÉCANISME DE LA PRISE DE POIDS

La prise de poids se manifeste par une augmentation du tour de taille, due à un taux d'acide gras saturés important (LDL), au contraire, un taux de HDL (« bon cholestérol ») bas. Ceci entraîne une augmentation de la tension artérielle, ainsi qu'une augmentation de la glycémie.

Tout cela est la conséquence d'une alimentation industrielle trop riche en sucre (sous toutes ses formes), en graisses saturées, hydrogénées (acides gras trans), ainsi que colorants, édulcorants, exhausteurs de goût issus de la chimie de synthèse qui viennent ralentir le métabolisme et encrasser l'organisme. Sans compter, une agriculture intensive proposant des aliments appauvris en nutriments, sans oublier les fameux OGM !

Lorsque l'organisme ne peut plus brûler, neutraliser ou éliminer les déchets issus de l'activité journalière, il les dépose dans les tissus à des endroits où la circulation est peu active, afin d'éviter une saturation de ces toxiques qui pourrait compromettre immédiatement l'équilibre fonctionnel de l'organisme. Cette accumulation entraîne progressivement une augmentation de poids.
Tous ces déchets accumulés, ne sont que le reflet d'une alimentation trop abondante et

trop riche, qui perturbe notre digestion. En perturbant notre digestion, nous lésons également notre système immunitaire, puisque notre intestin représente 60 à 80% de notre immunité.

CE QUI PERTURBE LA DIGESTION ET AFFAIBLIT NOTRE SYSTÈME IMMUNITAIRE

Les produits de l'alimentation industrielle :

La digestion est beaucoup plus laborieuse lorsque le repas est constitué d'aliments industriels chargés en graisses, en sucres et autres produits de synthèse. Notre organisme doit fournir un effort très important pour arriver à ses fins (ce qui entraîne souvent des problèmes digestifs, des flatulences, des somnolences post prandiales). Si notre intestin est affaibli continuellement par des digestions difficiles l'organisme lui-même sera moins fort pour résister aux diverses agressions qu'il peut subir dans la vie courante.

Compatibilités alimentaires :

Cette théorie a été développée par des hygiénistes comme Herbert SHELTON.
 Elle repose d'une part sur le temps de digestion de chaque aliment et l'énergie mis à disposition de celle-ci, et d'autre part sur l'équilibre acido-basique digestif.

Les fruits ou les jus de fruits se digèrent en quelques minutes, alors qu'il faut une demi-heure pour les légumes et jusqu'à cinq heures pour les féculents. L'énergie mise en place par l'organisme pour effectuer cette digestion peut donc être très variable suivant l'aliment ingéré.

Les féculents (pain, pâtes, riz...) se digèrent en milieu basique. D'autres comme les protéines (viandes, poisson, œufs) se digèrent en milieu acide.

Les différents types d'association (compatibles ou non) selon Désiré Mérien (Hygiéniste)

Amidon - acide :

On pourrait prendre pour exemple l'association banane-orange
Cette association est incompatible, car l'acidité de l'orange dans la bouche va annihiler l'action de la ptyaline sur la banane qui est un amylacé basique. Il en résultera des fermento-putrescences au niveau intestinal.

Amidon - protéine :
Les protéines étant dégradées en premier dans l'estomac, l'action de la ptyaline est stoppée. L'amidon risque donc de n'être que partiellement dégradé.
On peut cependant distinguer deux formes de protéines, donc deux effets légèrement différents :

La protéine maigre : lait caillé, fromage blanc dégraissé…

Dans ce cas les sucs gastriques ont une action immédiate ne permettant pas de dégrader complètement les amidons. Cette association est donc incompatible.

La protéine grasse : viande, œufs, fromages gras…

Ici l'effet de la graisse va ralentir l'émission des sucs gastriques. Les amidons auront donc le temps d'être transformés. Cette association est donc neutre.

Amidon - sucre :

L'association d'un sucre (qu'il soit naturel, ou industriel) s'oppose à l'émission et à l'action de la ptyaline, ce qui entraînera fermentation et ballonnement au niveau digestif. Cette association est incompatible.

Amidon - graisse :

L'action des graisses va ralentir l'effet de l'amylase salivaire, mais pas la stopper. La digestion en sera donc plus délicate. L'association amidon - graisse est neutre.

Amidon - légumes verts :

Les légumes verts apportent de l'eau nécessaire à l'hydrolyse (décomposition chimique à l'aide de l'eau) de l'amidon.
Ils apportent également des vitamines, minéraux et oligo-éléments nécessaires à l'assimilation des amidons. Cette association est donc compatible.

Amidon et eau :

Même si l'eau a tendance à dissoudre les sucs digestifs, elle participe activement à l'hydrolyse de l'amidon. Cette association est donc neutre.

Amidon lait :

Le lait se digère (quand on peut toutefois le digérer correctement, car à l'âge adulte, l'humain ne dispose plus, en principe, de lactase pour le dégrader !) en milieu acide empêchant ainsi la digestion de l'amidon. Cette association est donc incompatible.

Les glucides sont présentés dans cet exemple en sucre double (sucre blanc, roux, industriel) ou en sucre simple (glucose, fructose, galactose, lévulose).

Sucre double - graisses :

La matière grasse ralentit la digestion des sucres ce qui peut être préjudiciable chez les sujets sensibles. Cette association est neutre.

Sucre double - protéines :

Les sucres sont inhibiteurs de digestion des protéines, car elles arrêtent la sécrétion des enzymes nécessaires à la digestion des protéines.

La protéine maigre :

Elle se digère rapidement donc elle ne perturbe pas trop la digestion des sucres.
Cette association est neutre.

La protéine grasse :

Par contre la digestion de la protéine grasse est plus longue, dans ce cas la digestion des sucres s'en trouve perturbée.
Cette association est donc incompatible.

Sucres doubles - acide :

L'effet d'acidité devant être neutralisée la digestion des sucres risque d'être retardée, pouvant provoquer chez certains individus dévitalisé, une déminéralisation avec production de produits toxiques pour l'organisme.

L'association sucre double - acide est incompatible.

Sucre simple - amidon :

Association incompatible. Digestion lente.

Sucre simple - graisse :

Association neutre

Sucre simple - protéine maigre :

Association favorable. Digestion rapide.

Sucre simple - protéine grasse :

Association incompatible. Digestion lente.

Sucre simple - légumes verts (peu amidonnés) :
Association neutre
Sucre simple - lait :
Incompatible pour l'adulte, tolérée pour le jeune enfant.

Protéine - amidon :

Voir ci-dessus

Protéine - acide :
L'acidité perturbe la sécrétion des sucs digestifs.

La protéine maigre - acide est neutre

La protéine grasse - acide est incompatible :

Protéine - graisse :
La graisse va ralentir la digestion.
Association neutre

Protéine - sucre double :
Voir ci-dessus

Protéine - légumes verts :
Très bonne association. Elle sera neutre si les légumes sont légèrement amidonnés.

Protéine – eau :
Les protéines ont également besoin d'eau pour leur digestion.
Association neutre.

Cet exposé de Désiré Mérien offre la vision d'un hygiéniste. Son avis est tout à fait respectable. Il est d'ailleurs repris dans de nombreuses écoles hygiénistes et naturopathiques.

Il est cependant nécessaire de nuancer ces propos..

En effet, il ne faut pas confondre digestibilité et assimilation.

Une alimentation doit être digeste, pour ne pas fatiguer inutilement l'organisme, mais tous les constituants de cette alimentation doivent être assimilés correctement au niveau cellulaire.

Dans le cas des protéines, il est conseillé de les consommer avec des légumes verts, pour une meilleure digestibilité.

Effectivement, la digestion en sera facilitée. Malheureusement au niveau de l'assimilation il en sera tout autrement.

Lors de la digestion, deux hormones sont sollicitées : **l'insuline** et **le glucagon**.

- **L'insuline** a pour fonction de faire baisser le taux de sucre dans le sang en métabolisant les glucides. Elle permet ainsi au glucose de pénétrer dans la cellule.

Mais elle a aussi la même action envers les acides aminés, et les acides gras.

- **Le glucagon** sert à augmenter le taux de glucose dans le sang en activant la néoglucogenèse hépatique. C'est-à-dire qu'elle déclenche dans le foie la fabrication du glucose à partir des protéines et des lipides.

Ces deux hormones travaillent en opposition, c'est-à-dire que lorsque le taux d'insuline monte, le taux de glucagon, lui, descend. et réciproquement.

Lorsque les protéines sont assimilées avec des légumes verts, la glycémie corporelle n'est pas suffisante pour assurer cette digestion. Alors il se produit une élévation du taux de glucagon pour produire l'énergie nécessaire à cette assimilation. La néoglucogenèse se met en marche au niveau hépatique, entraînant une désamination de presque tous les acides aminés, impliquant une production d'urée. Tout cela induit au final une carence protéique.

Par contre lorsque l'on apporte un farineux ou un féculent, lors d'un repas constitué d'une protéine et d'un légume vert, le taux d'insuline augmente, ce qui permet à la cellule de recevoir du glucose mais aussi les acides aminés, et les acides gras constituant le repas.

Bien entendu, il faudra garder à l'esprit que le repas doit être digeste. L'apport glucidique sera donc mesuré, afin que l'assimilation protéique se fasse sans perturber pour autant la digestion. On pourra par exemple considérer qu'un apport de 10% de glucides (sous forme de pain complet ou ½ complet) à un repas contenant une protéine et un légume vert représente un équilibre raisonnable entre le confort digestif et une assimilation performante.

Le plus important est de dissocier ce que l'on pourrait appeler les **protéines fortes** (viandes, poissons, œufs, fromage) et les **amidons forts** (céréales) quand ils sont en quantité importante. Les associer différemment ; par exemple une **protéine forte** avec un **amidon faible** (galette de riz, châtaignes, pommes de terre…). Ou une **protéine faible** (oléagineux, yaourts, algues, champignon …) avec un **amidon fort** (céréales)

On peut également jouer sur la quantité

Exemple : 80% de protéines et 20% d'amidons
Ou 80% d'amidons et 20 % de protéines. (Le tout agrémenté de légumes verts, bien

entendu !!)

Trop de mélange lors d'un repas

Un repas doit être simple dans sa conception. Il faut éviter de mélanger 2 viandes d'y ajouter des sauces raffinées, le tout accompagné de pain aux 6 céréales… !

Les sécrétions enzymatiques se font en fonction des aliments ingérés. Des glandes spécialisées réagissent aux stimulis enregistrés par le cerveau et émettent alors des enzymes spécifiques à chaque aliment consommé.

Lorsque nous portons à la bouche une première bouchée de ce mélange, la ptyaline va avoir du mal à attaquer le pain aux 6 céréales qui ne sera que partiellement dégradé. Le bol alimentaire est ensuite véhiculé vers l'estomac .

Il y est progressivement imbibé d'acide chlorhydrique.

La sécrétion de pepsine par les parois de l'estomac va débuter l'hydrolyse des deux protéines. Les deux protéines étant différentes, le cerveau risque d'avoir du mal à envoyer la bonne dose chimique et enzymatique, pour attaquer l'ensemble.
Tout cela entraînera une digestion longue et partielle de l'ensemble et bien sur une fatigue générale de l'organisme.

Le complexe migrant inter-digestif (CMI)

Le grignotage est devenu une fâcheuse habitude pour bon nombre d'entre nous. Et cela à plus d'un titre. Non seulement ceci entraîne notre système digestif à fonctionner de manière continue (dépense d'énergie supplémentaire pouvant affaiblir le système immunitaire, prise calorique excédentaire inutile…) mais de plus cela peut engendrer des risques de cancérisation au niveau des muqueuses intestinales. Pourquoi ?

Il existe au niveau du système digestif un phénomène appelé **complexe migrant inter-digestif.** Il s'agit d'une onde péristaltique sous la forme d'un liquide qui débute au niveau du pylore de l'estomac et qui se propage le long de l'intestin jusqu'au caecum. Cette onde met 90 minutes pour effectuer son parcours. Au bout de 90 minutes, cette onde meurt, et une autre débute. Ce complexe migrant inter-digestif a un rôle de nettoyeur. Il ramasse les micros et macro molécules non utilisées, ainsi que les bactéries pour les éliminer.

Ce phénomène s'arrête dès que l'on commence à manger.

Conséquence : Si l'on grignote toute la journée, pas de nettoyage des intestins, ce qui entraîne des dépôts, une usure prématurée puis une destruction de la flore intestinale. Pour réparer cette destruction un renouvellement accéléré de cette flore s'effectue. Ce renouvellement fréquent et exagéré développe à la longue des mutations de l'ADN transformant les cellules intestinales en éléments potentiellement cancérigènes.

La leucocytose digestive

Lorsque nous débutons un repas avec un aliment cuit, des leucocytes (globules blancs chargé de la défense de l'organisme) se propagent vers l'intestin, prenant cet aliment pour un ennemi ! Ce phénomène se produit dès que nous mettons cette nourriture dans notre bouche. Par contre cela ne se produit pas lorsque nous mangeons des aliments crus. De même lorsque nous débutons un repas avec des crudités, et qu'ensuite nous absorbons des « cuidités », la leucocytose digestive ne se manifeste pas.

Quelles sont les conséquences d'une leucocytose digestive ?

Lorsqu'elle se manifeste, elle vient puiser sont énergie dans le système immunitaire général. A la longue celui-ci s'affaiblit considérablement.

Autrement dit, manger des crudités à chaque repas est un bénéfice non négligeable, tant pour notre système immunitaire, que pour les vitamines et minéraux que l'on peut y trouver.

L'aliment cru par sa vitalité présente, dynamise l'aliment cuit lui permettant une meilleure digestion. (Nous reviendrons sur le sujet des aliments crus dans quelques chapitres)

La nourriture est une question de goût, (les goûts et les couleurs… !). Avec la nourriture industrielle tout est standardisé : Par parquets, en portion individuelle ou par lots. Mais chaque individu est unique, chaque organisme est unique.

IL FAUT UNE ALIMENTATION INDIVIDUALISÉE

La diététique actuelle ne parle souvent que de kilocalorie, c'est-à-dire que le paramètre le plus important c'est la quantité. Un homme devrait utiliser entre 2100 et 3500 Kcal et une femme 1800 et 2200 Kcal par jour, suivant la dépense énergétique de chaque type d'individu.

Cela est bien entendu un peu réducteur, et cela même si l'on mange chaque jour « **cinq fruits et légumes** » ! Tout est une question de quantité et de qualité adaptées à la spécificité de chaque être humain.

Il est indispensable d'adapter l'alimentation d'un individu en cas de surcharge pondérale. Cependant toutes les surcharges pondérales n'ont pas la même cause.

Certaines sont dues simplement à des excès alimentaires, à une mauvaise hygiène de vie en général, d'autres, plus rares (environ 2%), peuvent être liées à un problème endocrinien, hormonal, nerveux ou médicamenteux.

Il faut donc considérer les choses à la fois en fonction du type de surpoids, mais aussi selon la spécificité de la personne (son terrain, son morphotype, ses habitudes alimentaires, son mode de vie).

Il est fréquent de remarquer que les individus ne sont pas tous égaux face à la nourriture. Certains mangent comme quatre et ne grossissent pas d'un gramme et d'autres prennent deux kilos rien qu'en regardant l'étiquette d'une boite de gâteaux !
En effet, ces inégalités proviennent *du terrain* propre à l'individu.

Qu'est-ce que le terrain ?

En naturopathie, le terrain est représenté par la constitution, le tempérament et la toxémie.

- **La constitution :** Ce qui est inné, donc génétiquement transmis.

- **Le tempérament :** Ce qui est acquis tout au long de notre existence.

- **La toxémie :** Elle agit aussi bien sur la constitution que sur le tempérament. Elle est transmise, par l'hérédité et également par le mode de vie acquis tout au long de l'existence.

Les constitutions (selon Vannier)

Elles sont au nombre de 3 :

- Le carbonique
- le phosphorique
- le fluorique

Le carbonique : Il est d'aspect bréviligne, doigts et membres courts, paumes des mains larges, un visage rond ou carré. Il a un physique massif, trapus, souvent de taille inférieure à la normale. Il n'est pas très souple en général, mais il possède en général de bonnes défenses immunitaires. Le carboniques est une personne qui finit toujours ce qu'elle entreprend, le démarrage dans l'action est plutôt lent, mais elle termine brillamment la tâche qu'elle s'était donnée. Le carbonique est un anxieux à l'image des insuffisants hépatiques. Il a tendance à la rétention d'eau, l'élimination se fait mal surtout chez celui qui est sédentaire. Il est sujet à la prise de poids, à l'excès d'acide urique, à l'hypertension, aux affections cardio-vasculaires et à la formation de calculs *(lithiases)*. On note une insuffisance hépatique à l'origine de troubles intestinaux. Tendance aux affections des bronches et des poumons, aux allergies, aux rhumatismes. Enfant, cette constitution donne plutôt des tempéraments lymphatiques, qui peuvent devenir à l'âge adulte des lymphatiques, des sanguins, ou des bilieux.

En fonction des tempéraments on évitera la viande en excès chez le sanguin, soit l'eau en excès pour le lymphatique.

Le phosphorique *:* Il présente une morphologie longiligne, plutôt maigre, d'allure distinguée, de taille souvent supérieure à la moyenne. Ses membres sont tout en longueur et forment une droite lorsqu'ils sont allongés le long du corps. Ses mains sont longues et fines, son thorax est de forme allongé et aplati. Ses dents ont tendance à jaunir facilement. Il ne possède pas de bonnes défenses immunitaires.

A cause de cela, il est obligé d'utiliser ses propres réserves pour vivre quotidiennement. Paradoxalement, il mange mais ne grossit pas, parfois même il maigrit. Il a une tendance à brûler même les protéines, ce qui l'empêche de stocker des réserves. Il est sensible aux troubles hormonaux, circulatoires et hépatobiliaires. Sa faiblesse hépatique à des conséquences sur l'émonctoire rénal, ce qui le prédispose à faire des affections rhino-pharyngées et broncho-pulmonaires. Sa grande taille et la mauvaise posture qui en découle, le font souffrir au niveau des vertèbres dorsales. Il est sujet à la déminéralisation et à l'incontinence urinaire.

C'est une personne passionnée et perfectionniste. C'est aussi un anxieux, plutôt nerveux et agité qui éprouve le besoin d'être reconnu, aimé et encouragé pour réussir dans tout ce qu'il va entreprendre. C'est un être sentimental en recherche d'affection. Cela peut donner plus tard un tempérament bilieux, mais également nerveux.

Le fluorique : Il est mince, parfois maigre, avec une tendance à se tenir voûté. Il présente une asymétrie du visage et parfois du corps. Cette asymétrie est cause de ses douleurs vertébrales, douleurs dorsales et lombaires. Il est souvent sujet à la sciatique. Il est très souple, et connaît une laxité excessive au niveau des ligaments. Son hyperlaxité le prédispose aux luxations, entorses et lumbagos à répétitions. Il est plus sensible que d'autres aux problèmes ligamenteux, ostéo-articulaires, ainsi que ceux du système cardiovasculaire.

Il est prédisposé aux problèmes de circulation veineuse donnant naissance aux varicosités, varices, hémorroïdes et à leurs complications. On remarque des difficultés dans l'élimination des toxines par l'émonctoire rénal, causant ainsi des douleurs rhumatismales. Les ptoses abdominales sont courantes *(ptose gastrique, rénale et au niveau de l'utérus)*.

Les mains sont longues, minces et souples avec les veines apparentes. Les dents sont décolorées, grisâtres et mal implantées. Il n'aime pas s'entourer de monde et s'adapte difficilement en société. Le fluorique est plutôt instable et éprouve de grandes difficultés à prendre des décisions. Il est versatile et capricieux. Adulte on trouvera des tempéraments nerveux ou bilieux dans cette constitution.

Ces trois constitutions donnent une idée de base anatomophysiologique du terrain mais les tempéraments permettent une plus grande précision de cette approche.

On trouve donc 4 tempéraments :

- **Le lymphatique**
- **le sanguin**
- **le bilieux**
- **le nerveux**

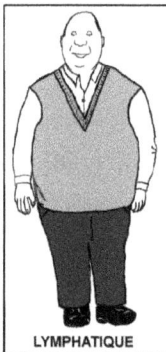

LYMPHATIQUE

Le lymphatique : Ce tempérament est également appelé *digestif*. Le lymphatique est un bréviligne (membres courts plutôt trapu), une personne plutôt ronde et en général peu dynamique. Il présente une peau blanche, voire diaphane et une poignée de main molle, froide et humide. Il est frileux, il recherche la chaleur. Son corps a tendance à retenir l'eau.

Il est plutôt suiveur que leader. C'est un individu qui aime prendre son temps et pour qui tout va bien trop vite dans le monde d'aujourd'hui. Il a tendance à s'empâter car il se réconforte par la nourriture.

Les maladies se manifestent en milieu et fin de vie, plutôt durant l'hiver et le printemps. Elles sont de type inflammatoire et touchent souvent la lymphe et le système digestif. Il risque les problèmes hypothyroïdiens, circulatoires (circulation de retour), de rétention d'eau.

Sa nourriture doit être réchauffante et stimulante pour relancer les mécanismes de la digestion. C'est un tempérament qui doit éviter de consommer trop d'aliment crus et acidifiants, les acides provoquant une déminéralisation, voire un processus de ralentissement de la croissance. Il a besoin d'exercice et de soleil, paradoxalement l'air de la mer et surtout l'océan lui sont favorable.

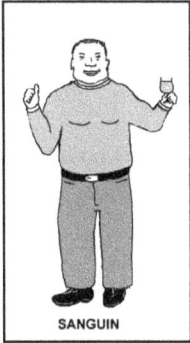

SANGUIN

Le sanguin : Ce tempérament est également appelé *respiratoire*. Ce qui veut dire que, les échanges gazeux sont importants pour cet individu bréviligne (membres courts plutôt trapu).

Il est dynamique, sa peau est souvent rouge ou rosée, sa poignée de main est plutôt tonique, humide et chaude. Il a tendance à prendre du poids et évolue vers la surcharge et l'obésité.
Il a souvent chaud, transpire abondamment.

Au niveau du caractère c'est un meneur mais peu persévèrent. C'est un bout en train, mais il peut être parfois colérique.

Il a tendance à prendre du poids, et peut être sujet à des problèmes cardiovasculaires, et à l'hypercholestérolémie.

Au niveau alimentaire il est fréquemment attiré par les aliments excitants et échauffants, viande, alcool, charcuterie, thé, café, qui ne lui conviennent pas.

Le sanguin doit accomplir des exercices physiques réguliers et changer souvent d'activité.

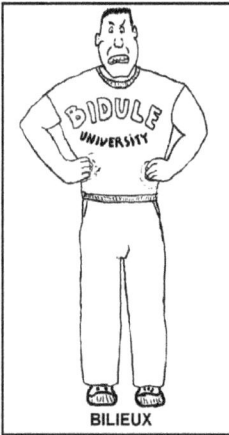

BILIEUX

Le bilieux : Ce tempérament est également appelé *musculaire*. C'est plutôt un longiligne au visage « carré », taillé à la serpe. La mâchoire est souvent forte et anguleuse, la poignée de main puissante chaude et sèche. Corps musclé. Actif souvent en bonne santé, dynamique C'est une personne franche, parfois autoritaire, voire coléreuse. C'est un leader.

Le temps humide lui convient souvent mieux. Il a du mal à éliminer souvent à cause d'une insuffisance hépatobiliaire.

Sur le plan alimentaire, il faut éviter les aliments trop riches en acides gras saturés: fritures, viande et œufs en grande quantité, à cause de sa faiblesse hépatique. Des aliments frais et crus lui seront plus favorables ainsi qu'une consommation d'eau plus importante.

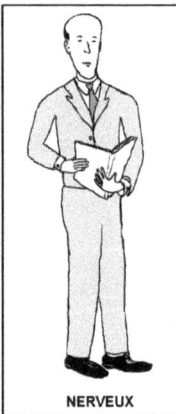

NERVEUX

Le nerveux : Ce tempérament est également appelé *cérébral*. C'est une personne longiligne, quelquefois maigre, parfois un peu voûtée, très sensible, avec une intériorité très forte, souvent angoissée, insomniaque.
Chez lui les difficultés se situent plutôt au niveau du système nerveux. Il n'est pas hyperactif ou agité, mai plutôt réfléchi.

Son teint peut être gris ou cireux, sa poigné de mains longues est molle, froide, sèche. Il est plutôt frileux et recherche la chaleur.

La maladie apparaît vers la quarantaine, elle est souvent le fait de choc psycho émotionnels mal gérés.

Le mode alimentaire pour ce tempérament est à base de glucides, important pour ce cérébral qui un grand besoin d'énergie. Les laitages sont à éviter à cause des difficultés d'élimination. Pour le soulager sur le plan digestif il est préférable qu'il mange en petite quantité. Ces individus sont très acidifiés par le stress, et sont donc très fragiles. Ils sont à tort, peu sportifs alors que cela leur serait très bénéfique pour évacuer le stress, grâce à la libération d'endorphines.

Ces premiers éléments (la constitution, et le tempérament) vont déjà donner une première orientation. L'anamnèse par le questionnement va permettre d'aller plus loin en étudiant, le mode de vie de la personne (alimentation, rythme de vie, stress…), c'est à dire la toxémie.

A la vue des différents tempéraments on se rend compte que l'on aura le plus souvent à s'occuper de lymphatique, de sanguin voir de bilieux pour une perte de poids. Le nerveux, lui sera plutôt concerné par **la prise de poids** !

STRATÉGIE NATUROPATHIQUE

Il faut bien constater au départ, qu'à cause de cette prise de poids, le corps a non seulement « du gras », mais aussi des toxines, et des déchets métaboliques. Apporter une meilleure hygiène alimentaire est une chose, mais comment remplir une tasse qui est déjà pleine. Il faut d'abord éliminer ce qui est en trop, ou ce qui nuit à l'organisme avant d'engager la réforme alimentaire.

Le jeûne :

Il consiste, bien entendu, à stopper tout apport alimentaire pendant une période plus ou moins longue.

Il existe deux formes de jeûne :

- Le jeûne sec, qui non seulement supprime l'apport alimentaire mais également l'apport hydrique sur une durée très courte. Cette forme de jeûne est trop contraignante, voir dangereuse pour un débutant. Personnellement je ne la conseille pas.

- Le jeûne classique (si je puis m'exprimer ainsi !) qui ne retire « que » les aliments, mais en aucun cas l'apport hydrique. Il faut savoir que lors d'un jeûne il est nécessaire d'éliminer tous les déchets issus de ce métabolisme. Qui mieux que l'eau, pourra drainer les toxines hors du corps ? Cette eau devra être peu minéralisée (Mont Roucous, Montcalm) car elle permettra des échanges cellulaires plus performants et une élimination des déchets métaboliques plus complète. Cette technique est cependant un peu rude pour le profane et ne s'aborde pas rapidement, sa pratique doit être progressive. Il est donc important, lorsque l'on s'engage dans cette voie d'être conseillé par un adepte rompue de longue date à cette technique.

La diète :

Elle à pour but de mettre l'organisme au repos, ce qui va permettre aux différents émonctoires (foie, reins, les intestins, poumons, la peau) de remplir pleinement leur fonctions. Quand le corps est au repos physiologique, il utilise pour fonctionner tout ce qui sert de réserve, tout ce qui peut servir de « carburant énergétique ».

On a même vu des kystes disparaître lors de diètes prolongées !

Cette diète peut être composée de bouillons de légumes, de jus de légumes, ou de jus lactofermentés. Elle pourra se faire sur deux ou trois jours si la personne à peur de ne pouvoir la supporter en même temps que l'accomplissement de ses tâches quotidiennes. Sinon elle se fera sur une durée de 7 à 10 jours. Comme toute chose, il faut y aller progressivement, et cela ne doit pas constituer une contrainte.

On remarque parfois une baisse rapide du poids de corps à la suite d'une diète de 3 jours, mais il faut bien penser que cette perte de poids est bien souvent une perte de masse maigre (utilisation des protéines musculaires par néoglucogenèse hépatique), plutôt qu'une perte de masse grasse. Malgré tout le corps élimine graisse et toxines.

Si la diète est trop contraignante on peut utiliser les différents modes d'alimentations hygiénistes.

Les différents modes d'alimentations hygiénistes :

On se base sur 4 modes alimentaires:

1) Le mode complémenté:

Il se compose journellement de fruits, de légumes, de trois protéines et d'un féculent.

2) Le mode associé:

On retire deux protéines par rapport au mode précédent.

3) Le mode cellulosique complémenté:

On supprime les trois protéines.

<u>4) Le mode cellulosique:</u>

On supprime les trois protéines et le féculent.

Ces quatre modes alimentaires ont pour but de détoxiner l'organisme en douceur.
On pourra respecter une progression (de 1 à 4), c'est-à-dire de commencer par le mode complémenté et de finir par le mode cellulosique.

Il s'agit ensuite de s'alimenter de nouveau progressivement de manière à réhabituer l'organisme à une alimentation plus consistante. On commence par des légumes cuit modérément (à la vapeur), avec un fruit doux ou une compote sans sucre ajouté, puis on réintroduit peu à peu les féculents et les protéines, comme si on reprenait le mode d'alimentation hygiéniste à l'envers (de 4 à 1). Après cette période de deux à trois jours, un plan nutritionnel adapté peut être mis en place.

Il est évident qu'il ne faut pas chambouler brutalement les habitudes alimentaires du patient, mais le fait d'avoir réussit une diète prolongée ou utilisé les modes d'alimentations hygiénistes, a pour conséquence que la personne se sente mieux dans son corps. Grâce à ces nouvelles sensations agréables, la personne est mieux disposée à entreprendre une réforme alimentaire.

De manière raisonnable il lui sera présenté une **réforme alimentaire** comportant les éléments suivants:

1- Une alimentation biologique, ou tout au moins naturelle.
2- Eviter les aliments provenant de l'industrie alimentaire, raffinés, hydrogénés...

3- Avoir une consommation suffisante de fruits et de légumes.

4- Réduire les portions alimentaires journalières et éviter les grignotages.

5- Bien associer les aliments pour en tirer tout le bénéfice.

1) Une alimentation biologique ou naturelle (car l'alimentation biologique n'est pas encore suffisamment développée dans notre pays) permettra d'utiliser de manière qualitative l'aliment. L'aliment biologique (ou naturel) contient plus de vitamines et de minéraux qu'un aliment issus de l'industrie alimentaire ou de l'agriculture intensive. Qui dit aliment plus riche, dit **effet de satiété plus rapide**. Inutile de manger plus et cela, le corps le ressent instinctivement. Cela est donc très utile lors d'une perte de poids, on mange moins sans s'en rendre compte !

2) Les aliments industriels, ou issus de l'agriculture intensive sont des poisons à longue échéance. Les petits plats préparés, relevés aux exhausteurs de goût, aux conservateurs et autres colorants chimiques de synthèse, ne font qu'encrasser l'organisme. Non seulement ils n'apportent rien au niveau nutritif, mais en plus ils laissent des déchets de synthèse difficiles à éliminer. Contrairement aux aliments décrits au chapitre précédent, ceux-ci étant moins nutritifs, on a bien entendu tendance à en manger plus !

3) Il faut consommer des fruits et des légumes de manière régulière et variée. Le corps à un besoin constant de vitamines et de minéraux, afin d'effectuer les différentes réactions chimiques nécessaires à maintenir l'homéostasie à un niveau correcte. Les fruits et les légumes doivent être variés pour un apport conséquent d'éléments nutritifs. Ils doivent aussi être de saison. En effet, l'être humain fait partie de l'univers, et sans rentrer dans des considérations ésotériques ou spirituelles, l'homme, même s'il sen défend, dépend de cet univers. Nous faisons

partie de la nature. Notre corps, malgré notre vie moderne dépend des saisons, et il est raisonnable de penser que manger des fruits et des légumes de saison nous permettent de mieux les assimiler et en conséquence d'être en accord avec notre « mère nature ». Les fruits et légumes produits hors saison, tel la tomate, ne sont en général que des aliments produits hors sol, ou à grand renfort d'engrais chimiques de synthèse. Ce sont donc des aliments manquant des qualités d'un légume naturel : moins de vitamines et de minéraux, des résidus d'engrais de synthèse qui ont imprégné la peau et la chair du fruit. On le sent aussi au goût. Mangez une tomate achetée dans un supermarché, et dégustez une tomate cueillit fraîchement dans un potager. La tomate du supermarché ne sent rien et n'a que peu de goût ? Par contre celle du jardin nous attire par son parfum. Rien que de la sentir, nos papilles se mettent en route et les enzymes digestifs se préparent à accueillir ce précieux aliment. Aucun élément de comparaison !

4) Dans nos sociétés nous mangeons trop et trop riche ! Je sais, nous sommes au pays de la bonne bouffe. Et alors ! On peut bien manger sans pour autant se « bâfrer ». Seulement, on mange rapidement, sur le pouce, sans même faire attention à ce que l'on ingurgite. Alors qu'il serait plus intéressant de prendre conscience de ce que l'on mange, et surtout **de bien mâcher** ses aliments. Il faut savoir que dans la bouche s'opère une prédigestion des aliments (notamment de l'amidon). Bien mâcher permet de prendre conscience de l'aliment consommé. Il permet aussi de mettre en route une digestion efficace. De plus, quand on mâche bien, au final on mange moins, puisque tous les éléments constitutifs de la denrée ont été absorbés. Il est d'ailleurs recommandé, pour vivre plus longtemps et en bonne santé de manger de manière frugale. C'est ce qui a pu être observé chez différents peuples comme les Hunzas, ou les habitants d'Okinawa.

Le grignotage est lui aussi un phénomène récurant qui favorise les problèmes de santé (à cause de l'interruption du Complexe Migrant Inter-digestif cité plus haut), ainsi qu'une prise de poids non négligeable. Ces grignotages à répétitions sont souvent le fait d'un ennuie ou d'un manque affectif qu'il faut combler. Nous verrons plus loin qu'un accompagnement psychologique peut être une bonne chose pour mener à bien cette démarche de perte de poids.

5) Veillez aux bonnes associations alimentaires qui favorisent une digestion harmonieuse (comme indiquées plus haut) ainsi qu'un bien-être psychique.

Cette réforme, même si elle comporte quelques contraintes, permet au patient une grande liberté quant au choix de son alimentation, pour peu qu'il prenne le temps de faire ses courses, consciencieusement tournée vers des produits naturels, et qu'il choisisse de préparer lui-même ses repas. On sait qu'un plat, même simple, prend une autre dimension, quand on l'a préparé soi-même, et que l'on a pris le temps de le disposer dans un plat agrémenté et décoré à l'aide de légumes multicolores et d'aromates.

Le plaisir des yeux incite au plaisir de la table.

QUELLE QUANTITÉ MANGER ?

Pour nous faire une idée de tout cela, nous allons reprendre l'exemple des proportions en protides, lipides et glucides.

Les proportions doivent être de 15% de protéines, 30% de lipides et 55% de glucides (dont 2/3 en sucres complexes et 1/3 en sucres rapides)

Les protéines *:* Elles jouent le rôle de structure de nos cellules, elles interviennent dans la constitution de tous les tissus de l'organisme.

La consommation journalière de protéine doit être de 0,80 gr à 1 gr par kilo de poids de corps. Ces protéines peuvent être de source animale ou végétale.

Les protéines animales qui contiennent les 8 acides aminés essentielles (Isoleucine, Leucine, Lysine, Méthionine, Phénylalanine, Thréonine, Tryptophane et Valine), sont les mieux assimilées par l'organisme humain.

Il ne faut pourtant pas croire que 100 gr de steaks équivalent à 100 gr de protéines :

Pour 100 gr de viande vous aurez 20 gr de protéines
Pour 100 gr de volaille vous aurez 25 gr de protéines
Pour 100 gr de soja vous obtiendrez 25 gr de protéines.

En associant 100gr de céréales complètes avec 40 à 50 gr de légumineuses vous obtiendrez 20 gr de protéines. Cette association permet en principe d'obtenir les 8 acides aminés essentiels.

Il faut cependant se méfier de l'association céréales et légumineuse, car il se produit parfois ce que l'on appelle « la loi du minimum de Rubner». En effet, si dans un repas associant céréales et légumineuses, un des acides aminés n'est apporté qu'à 40%, tous les autres acides aminés vont s'aligner sur ce pourcentage et l'assimilation totale ne se fera que sur 40%.

Si l'on prend pour exemple un homme de 70 kg, sa consommation journalière sera : 70 kg X 0,80 gr = 56 gr de protéines par jour.

Ne soyons pourtant pas rigoriste car si l'on calcule de cette manière cela ferait 2,8 kg de viande, ou 2, 240 Kg de volaille, ou encore 2,8 kg d'oléagineux à ingurgiter par jour !
Il est bien évident que l'on trouve des protéines dans la plupart des aliments constituant un repas, en quantité plus ou moins étendue.

On en trouve notamment dans les céréales (même s'ils sont pauvres en lysine et méthionine)

Les lipides : Ils jouent le rôle de réserves énergétiques rapidement utilisable par l'organisme. Ils interviennent également dans la composition des membranes cellulaires et participent à la fabrication d'hormones et de vitamines (Vitamine D). Ils permettent enfin l'assimilation des vitamines **Liposolubles** A, D, E, K.

Les lipides sont des composées d'acides gras constitués en chaines des carbones plus ou moins longues auxquels est adjoint aux extrémités, une fonction acide et une fonction méthyle.

Les acides gras peuvent être **saturés** ou **insaturés**.

La saturation ou l'insaturation d'un acide gras dépend des possibilités de celui-ci d'assurer ou pas, une ou plusieurs liaisons avec d'autres atomes.
Il est donc **saturé** lorsque toutes ses liaisons sont occupées par un atome d'hydrogène.

Il est **insaturé** lorsqu'une ou plusieurs liaisons sont possibles avec un atome d'hydrogène.

- **Monoinsaturé** lorsqu'une seul liaison est possible
- **Polyinsaturé** lorsque plusieurs liaisons sont possibles

Le taux de saturation d'un acide gras joue un rôle majeur. Plus l'acide gras aura de liaisons disponible plus il pourra se lier à d'autres molécules et ainsi engager des processus biochimique important pour le corps humain.

Il est donc important d'avoir une alimentation avec un apport d'acide gras insaturé plus important que les acides gras saturés.

Voici un tableau succinct permettant d'avoir une notion rapide des aliments saturés, monoinsaturés ou polyinsaturés.

SATURÉS	MONOINSATURÉS	POLYINSATURÉS
(Du plus gras au moins gras) • Charcuteries • Viandes • Produits laitiers	• Huile d'olive • Huile d'arachide • Huile de colza	• Huile de tournesol • Huile de pépins de raisin • Huile de noix • Huile de maïs • Huile de soja

Contrairement à ce que l'on nous a toujours affirmé, il n'y a pas de « bon » et de « mauvais » cholestérol car il n'existe pas deux molécules différentes de cholestérol.
En fait, le cholestérol est véhiculé dans le sang par des systèmes de transport aux rôles

très différent. On appelle ces « transporteurs » : LDL (Lipoprotéine de basse densité) et HDL (Lipoprotéine de haute densité), l'ensemble formant le cholestérol total.

Le HDL récupère le cholestérol excédentaire se trouvant dans les organes pour le transporter vers le foie où il sera éliminé. Le HDL à la faculté de nettoyer les artères des éventuels dépôts lipidiques, limitant ainsi les plaques d'athérome.

Le LDL, lui, a tendance à déposer le cholestérol sur les parois des artères favorisant le risque de formation de plaques d'athérome.
Donc s'il y a trop de graisses saturées, elles vont massivement solliciter le LDL comme transporteur pour aller se déposer dans les artères.

Il ne s'agit donc pas de supprimer les acides gras saturés (ce qui serait d'ailleurs impossible !) ils participent (entre autres) à la construction des parois cellulaires, ils sont donc utiles, mais en très petite quantité !

L'alimentation doit donc être variée comportant une proportion d'acides gras insaturés largement plus importante que les acides gras saturés.

Pour résumer, il sera important de réduire le plus possible les charcuteries, et les viandes trop grasses, car en plus d'apporter un excédent d'acides gras saturé ils ont tendance à ralentir la digestion.

Les glucides : servent de « carburant » à la cellule. Ils sont présents dans beaucoup d'aliments. Le système nerveux et le cerveau sont de grands consommateurs de glucides.
On trouve les glucides de la forme la plus simple à la plus complexe :

Les glucides simples ou oses :

Ils sont dit « rapides » car ils sont rapidement assimilables par l'organisme humain.

On trouve :

- **Les monosaccharides** : le fructose, le galactose, et le glucose
- **Les disaccharides** : Le saccharose (1 molécule de glucose + 1 molécule de fructose), le lactose (1 molécule de glucose + 1 molécule de galactose) et le maltose (2 molécules de glucoses)

Les glucides complexes ou polyholosides :

Ils sont composés de plusieurs molécules d'oses.

On distingue :
Le glycogène, principale réserve de sucre stocké dans les muscles et le foie de l'homme.

L'amidon, que l'on trouve dans :
- Les graines de céréales (blé, riz, seigle)
- Les tubercules (pommes de terre, manioc)
- Les légumineuses (haricots, lentilles, pois)
- Les fruits (banane, châtaigne)

Tout cela peut vous sembler difficile à concrétiser. Comment faire les calculs, pour amener notre alimentation à un équilibre de 15% de protéines, 30 % de lipides, et 55% de glucides. Il est peut envisageable de déchiffrer le contenu de chaque aliment et d'en faire le calcul en prévision du repas du soir !

En naturopathie, il existe les règles des 60-20-20 ou des 5 X 20 qui permettent, en tenant compte de chaque individu, de répartir harmonieusement chaque catégorie d'aliment. Ces règles découlent de l'observation de l'alimentation traditionnelle.

La règle du 60-20-20 propose une répartition des aliments en deux grandes classes, les glucides et les protides. Seulement, elle différencie deux sortes de protéines : les protéines animales, et les protéines végétales.

Ce qui nous donne :
1. 60 % de glucides
2. 20% de protéines animales
3. 20% de protéines végétales

On peut constater que l'apport végétal correspond à 80% de la ration, par rapport aux protéines animales.

Cette formule peut être affinée en 5 X 20, à savoir :

- 20% de légumes crus
- 20% de légumes cuits
- 20% de fruits frais ou secs (trempés, pour en évaluer la réelle quantité)
- 20% de protéines animales (Viande, poisson, œufs, lait…)

20% de protéines végétales (association de ¾ de céréales et de ¼ de légumineuses, soja, oléagineux, algues…)

Les lipides ne sont pas pris directement en compte dans ce calcul car ils sont naturellement contenus dans les différents groupes alimentaires précédemment cités. On les trouve aussi bien dans les protéines animales que dans les céréales ou bien évidemment dans les oléagineuxs !

Notre consommation journalière est en moyenne, par jour, d'environ 1,4 kg de nourriture pour un sédentaire à 2,5 kg pour une personne active.

Il ne vous reste plus qu'à peser chaque groupe d'aliment pour constituer votre repas.

Soit 1,4 kg de nourriture par jours pour un sédentaire :

- 280 gr de légumes crus
- 280 gr de légumes cuits
- 280 gr de fruits frais ou secs
- 280 gr de protéines animales
- 280 gr de protéines végétales

Soit 2,5 kg de nourriture par jours pour un actif :

1. 500 gr de légumes crus
2. 500 gr de légumes cuits
3. 500 gr de fruits frais ou secs
4. 500 gr de protéines animales
5. 500 gr de protéines végétales

Comme il est dit plus haut, cette répartition tiendra bien entendu compte de chaque individu, en fonction de son morpho-type.

PRISE DE POIDS ET INTOLÉRANCE ALIMENTAIRE !

Il peut arriver que malgré une réforme alimentaire et un entraînement physique adapté, la perte de poids ne se fasse pas. Il peut alors s'agir d'une intolérance alimentaire.

L'intolérance alimentaire fait référence à une réaction que peut avoir l'organisme contre un composant de notre alimentation. Il s'agit d'une hypersensibilité alimentaire qui met en jeux le système immunitaire entraînant une réaction exagérée de celui-ci.

Lorsqu'une substance étrangère pénètre dans le corps, le système immunitaire produit des anticorps (immunoglobuline de type E).

Un anticorps est une protéine qui se lie de manière spécifique à un antigène pour le détruire.

L'intolérance alimentaire entraîne donc une réponse immunitaire de l'organisme contre l'aliment ingéré.

On trouve couramment des intolérances au lait, aux arachides, aux fruits de mer, au gluten...

Les manifestations de la prise de poids peuvent avoir des causes diverses :

- Face à un allergène, le corps peut effectuer une rétention d'eau de manière à diluer les toxines résultant de la réaction allergique. Cette rétention d'eau amènera bien sur une augmentation du poids.

- Lors de l'inflammation se produit une réaction des cellules sanguines, par l'intermédiaire de leurs médiateurs, tel l'interleukine 6 (IL-6), l'interleukine 1

(IL-1) et Tumor Nécrosis Factor Alpha (TNF alpha), qui bloquent les récepteurs d'insuline. Tout cela entraîne une résistance à l'insuline, et donc une accumulation de graisses dans les tissus.

Quelles solutions peuvent donc être proposées face à cette problématique ?

Tous d'abord éliminer l'aliment allergène. Cela peut se faire grâce à un test. Le plus connu et le plus sérieux actuellement est l'IMMUPRO 300.

Il est pratiqué selon le même principe qui est utilisé en laboratoire. Des constituants alimentaires qui ont été purifiés par des procédés chimiques sont fixés à la surface de petites cupules. Chaque cupule est pourvue de constituants alimentaires différents. Il y a en tout 270 cupules.

Ces cupules sont chacune remplies avec une faible quantité du sang préalablement traité. Si des anticorps spécifiques contre des aliments sont présents, ceux-ci se fixent aux constituants alimentaires concernés. Cette liaison est mise en évidence par l'intermédiaire de plusieurs réactions successives. Des appareils de mesure très sensibles déterminent la quantité des anticorps qui ont été fixés. On y recherche l'immunoglobuline G. (information : intolsante.com)
A l'issus de ces différents tests, le type d'intolérance alimentaire sera déterminé.
De plus, on orientera le patient vers une alimentation à faible index glycémique.
Car plus la glycémie est élevée plus le taux d'insuline monte, ce qui favorise le stockage des graisses.

Alors que lorsque le repas est orienté vers des aliments à faible index glycémique, le taux d'insuline est peu élevé, ce qui entraîne par compensation une augmentation du glucagon, et ainsi un déstockage des graisses.

Index glycémique élevé		Index glycémique moyen		Index glycémique ba	
Maltose	110	Confitures allégées	55	Flocons d'avoine	40
Glucose	100	Pain demi-complet	55	Pains de seigle complet	40
Pommes de terre au four	95	Pain complet	50	Haricots rouges	40
Viennoiseries	95	Céréales complètes	50	Pois cassés	35
Miel	90	Petits pois	50	Fruits frais (pommes,	
Confitures ordinaires	90	Pâtes complètes	45	pêches…)	30
Purée de Pomme de Terre				Haricots blancs	30
instantané	90			Pois chiches	30
Carottes cuites	85			Lentilles	30
Corn flakes	85			Chocolat noir 75% cacao	22
Sucre (saccharose)	75			Amandes	15
P. de Terre à l'eau	70			Légumes verts	<15
Biscuits secs	70				
Pain blanc	70				
Céréales raffinées	70				
Betterave	65				
Pâtes blanches	60				
Banane	60				
Fruits séchés	60				
Jus de fruits	60				

INDEX GLYCÉMIQUE

Comme nous avons pu le voir précédemment sur le tableau ci-dessus, les aliments possèdent des index glycémiques différents et variés.

Notre alimentation actuelle, de par son industrialisation, est modifiée, transformée. Tout est fait pour nous orienter vers ce qui est le plus sucré, salé, frit…

On peut voir, de manière simple que des céréales raffinées sont à un index glycémique de 70 alors que des céréales complètes sont à 50.

Pensez qu'une simple galette de riz soufflé a un index de 85, cela fait exploser largement votre glycémie, surtout lorsque vous prenez cela à jeun, au petit déjeuner !

Quels sont les dangers d'une alimentation entraînant une glycémie élevée ?

Cela implique une sur-sollicitation du pancréas. Pour contrer cette élévation du taux de sucre dans le sang, le pancréas libère de l'insuline.

Malheureusement, les ressources en insuline ne sont pas inépuisables, et à trop solliciter son pancréas, on en devient insulinodépendant.

On peut constater qu'à l'heure actuelle le diabète touche une large population, et de plus en plus, une jeune population !

Alors comment limiter ce facteur risque ?

Hé bien simplement en privilégient les fruits et les légumes. Comme vous avez pu le constater dans la colonne de droite du tableau ci-dessus, les aliments qui ont le plus faible index glycémique sont les fruits et légumes. Et leurs indices sont faibles, d'autant plus qu'ils n'ont pas subit de transformation (cuisson trop forte !)

LES FRUITS ET LÉGUMES CRUS

Ils contiennent des vitamines, des minéraux, tout ce qui est nécessaire au corps humain pour effectuer les différentes réactions chimiques importantes et maintenir ainsi une bonne homéostasie.

Un régime riche en aliments crus augmente le taux d'oxygénation cellulaire.
Il renferme un potentiel d'oxydoréduction particulièrement élevé qui lui permet d'entretenir le potentiel cellulaire et d'éviter ou tout au moins ralentir les phénomènes de dégénérescences.

De nombreuses études américaines se sont penchées sur les relations entre des régimes à base de fruits et légumes frais et les cancers. Elles ont montré notamment les actions des vitamines A, C, E.

Les Rétinoïdes (forme de vitamine A) empêchent la formation de nouveaux tissus, notamment cancérigènes.

La vitamine C aurait la faculté de « faire baisser » les risques de cancer.

La vitamine E aurait la possibilité d'inhiber les cellules cancéreuses provoquées chimiquement.

En son temps, Rudolf Breuss a guéri de nombreuses maladies, dont des cancers, grasse à sa cure de jus de légumes. Cela ne veut bien entendu pas dire que tous les cancers peuvent se soigner de cette manière, mais cela ouvre des pistes intéressantes.

En effet, cette cure doit durer 42 jours.

A l'aide d'une centrifugeuse ou d'un extracteur de jus, on peut faire un mélange de jus à partis des légumes frais suivants :

- 300 gr de betteraves rouges
- 100 gr de carottes
- 100 gr de céleri (racine)
- 30 gr de radis noir
- 1 pomme de terre de la taille d'un œuf (facultatif)

Lors de cette cure il va y avoir une perte de poids conséquente qui va s'effectuer, mais hélas il va surtout s'agir de masse maigre. Car en cas de restriction l'organisme va puiser dans ses réserves. Il va utiliser tout ce qui peut lui permettre de survivre, en prenant dans la masse musculaire, mais aussi dans les cellules dégénérées telle des cellules cancéreuses, les kystes…

Les jus fruits ou de légumes sont une bonne manière d'apporter au corps des vitamines et des minéraux. Ces jus doivent être fraîchement pressés et ne pas être des jus pasteurisés ou fabriqués par la grande distribution.

Quand il s'agit de jus de fruits, il faut garder à l'esprit qu'ils doivent être pris en dehors des repas, car ils sont inhibiteurs de digestion.

Les graines germées sont une source irremplaçable de vitamines. Elles contiennent, aussi des acides aminés, acides gras, et une forte teneur en minéraux.

C'est lors de la germination que des processus chimiques primordiaux se mettent en marche. L'amidon se transforme en sucres, les protéines en acides aminés et les lipides saturés en acides gras libres. Ce sont, à elles seules, de véritables « bombes » énergétiques.

La regrettée Geneviève Dormoy était une fervente adepte et propagandiste de la santé par le cru. Elle à apporté une aide considérable notamment à des diabétiques, qui on vu leur mal disparaître après avoir adopté ce mode hygiéniste.

Il faut cependant être prudent en ce qui concerne le végétalisme (et non pas le végétarisme), qui exclut tous apport animal dans la ration alimentaire (ni œufs, ni produit laitiers…). Il ne peut être toléré à cause des déséquilibres physiologiques qu'il entraîne. Ce régime extrême provoque souvent des carences en acides aminés, les protéines végétales étant moins bien assimilés que les protéines animales. Chez l'adepte du végétalisme, on trouve souvent une fonte musculaire très importante, une baisse de la libido, ainsi qu'une certaine frustration lié à une faim permanente, qui l'oblige à grignoter sans cesse.

Robert Masson, célèbre naturopathe, constatait souvent en effectuant le bilan iridologique d'adeptes du végétalisme, que leurs iris portaient un anneau lipémique indiquant un taux très important de cholestérol dans le sang. En fait pour combler cette sensation permanente de faim, les végétaliens mangeaient des quantités importantes de farineux (petit gâteaux diététiques, pains, etc.). Etant en excès au niveau de l'organisme, ces farineux se transformaient en graisses.

Comme dans de nombreux domaines, l'extrémisme, quel qu'en soit la forme, n'est pas bon pour l'homme !

L'AGAR-AGAR

On ne peut pas parler de maintien du poids, d'équilibre alimentaire, sans parler de ces algues qui sont utilisées pour fabriquer cette poudre qui agrémente si bien les plats et les desserts, et permet d'apporter un effet rapide de satiété aux plus affamés !

L'agar-agar est un nom d'origine malaise, qui désigne, en Extrême-Orient, une gelée issus de plusieurs algues comme :

- Gelidium amansii
- Gracilaria
- Ptérocladia

Son nom de code est **E406**, c'est un gélifiant et un stabilisant qui est utilisé dans l'industrie agro-alimentaire. Il n'augmente pas la valeur calorique d'un plat, car l'organisme humain n'en absorbe qu'une très faible quantité (moins de 10%).

Il est utilisé entre autre pour :

- remplacer la pectine dans la confection des confitures (car la pectine nécessite une grande quantité de sucre pour gélifier)
- protéger les plats (additionné à la gélatine, l'agar-agar forme autour des aliments une couche protectrice à faible teneur en eau, qui empêche le développement des moisissures et des bactéries)
- la préparation des yaourts « légers » rendant celui-ci plus ferme.

On l'utilise également en laboratoire scientifique et d'analyse médicale pour fixer les milieux de culture. Il n'existe en effet, aucune interaction entre les milieux de culture et l'agar-agar.

Il est aussi utilisé dans l'industrie cosmétique, dans la confection de savons, lait de toilette ou crème de beauté.

C'est donc un produit naturel extraordinaire tant son utilisation est diversifiée !

Dans le cadre d'un réglage alimentaire, il ne peut que remplir une mission bénéfique et ce sur plusieurs plans :

- Il favorise la perte de poids, car il donne plus de volume aux plats, remplissant ainsi mieux l'estomac, apaisant ainsi la faim.
- Il calme et cicatrise l'intestin lorsque celui-ci est endommagé par les acides ou des substances médicamenteuses
- Il a une action aussi bien laxative qu'anti-diarrhéique : pris chaud ou froid, ses mucilages agissent en protégeant les intestins et en les débarrassant de leurs impuretés et pollutions.
- Il contribue à faire baisser le taux de cholestérol en limitant l'absorption des lipides.

- Enfin, et cela n'est pas négligeable, ses mucilages et alginates ont la faculté de se lier aux métaux lourds, aux résidus et pesticides, les rendant insolubles et les entraînant hors du corps par la voie intestinale.

100 g de poudre ou de copeaux d'agar-agar apportent :

Eau	Calor ies	Prot ides	Gluci des	Lipi des	Fib res	Minér aux	Calci um	Sodiu m	Fer	Phosphor e
16,6 à 20 g	Négli geable s	2,3 à 2,4 g	74,6 à 76,5 g	0,1 g	1,1 à 3 g	2,9 à 3,85 g	400 mg	800 mg	5mg	8 à 9 mg

(D'après la « Japanese standard tables of Food composition)

Sur ce tableau, on peut voir les principales qualités de l'agar-agar, c'est-à-dire sa valeur calorique presque nulle et sa richesse en minéraux (surtout le calcium).

Les vitamines A, B1, B2, C et D sont présentes, ainsi que les vitamines B6, B12, B8 et B9, à l'état de traces.

Ses protéines et ses lipides sont de haute qualité et très digestes. Les oligo-éléments sont également bien représentés avec des quantités importantes d'iode, de soufre, de potassium, magnésium, silice, chlore, zinc, brome et sélénium.

PSYCHOLOGIE

La prise de poids est souvent le fait d'un malaise psychologique. Ce déclenchement, d'origine émotionnelle, peut être de la nervosité, de l'angoisse, de l'ennui, une mauvaise image de soi, un complexe, un stress important, ou une dépression provoquant un déséquilibre hormonal.

Les raisons psychologiques de ce malaise sont variées :

- Bien-sur, l'image que l'on a de soi s'est forgée depuis l'enfance. Souvent lié à des situations, ou des remarques : « il est sympa ce p'tit gros », et toute sa vie on se destine à être un « p'tit gros sympa »!

- La masse graisseuse, c'est aussi une protection face aux autres. C'est une carapace que l'on crée pour que rien ne nous atteigne.

- Parfois lors d'une perte conséquente de masse grasse, l'image corporelle change notablement ; on ne se reconnaît plus. Là, cette perte de schéma corporel inscrit dans le cerveau depuis l'enfance devient un traumatisme.

- D'autres personnes, elles, sont tiraillées entre le fait conscient d'être trop gros, et celui, inconscient de se « plaire » dans cette situation. Car dans ce cas (comme dans d'autres problématiques psychologiques), ces personnes ont l'impression que l'on se préoccupe plus facilement d'elles car on les plaint « oh ma pauvre, cela ne doit pas être facile tous les jours, avec un tel poids ! » Elles sont l'objet de plus d'attention.

On sait qu'on ne peut « maigrir » durablement si le psychisme est perturbé. Le « poids du mental se transforme kilos corporels».

Il est donc important de supprimer le stress qui perturbe le patient. Quelque soit son « obsession », il faut mettre en place une démarche adapté et progressive.

S'orienter seulement sur un régime alimentaire ou un entraînement physique adapté ne règlerait rien. Si le psychisme ne change pas, tout effort sera vain.

Il est important à ce moment là d'engager une thérapie soit avec l'aide d'un psychologue ou d'un psychanalyste, ou encore pour une thérapie brève à un thérapeute formé à la sophro-relaxation.

La sophro-relaxation

Il est important pour le thérapeute d'effectuer une anamnèse précise auprès du patient. Cette anamnèse concernera le vécu du patient (son enfance, sa relation avec ses parents et les personnes qui l'entoure). Evocation de sa prise de poids (depuis quand, ses sensations, les pensées qui peuvent l'obséder, ses rêves…). Il est nécessaire que le patient verbalise tout cela (l'importance de la parole !).

Après, le Sophrologue va expliquer comment vont se dérouler les séances. Tout d'abord une séance « simple » de relaxation.

La relaxation va permettre de sensibiliser la personne à son corps, non pas comme une image déformée par son mental, mais comme une prise de conscience progressive de son schéma corporel et des sensations de celui-ci.

On pourra proposer pour commencer, la relaxation différentielle de JACOBSON.

Cette méthode est basée sur la contraction maximum des muscles du corps suivi d'un profond relâchement. On procède de manière segmentaire (Bras droit, bras gauche, jambe droite, jambe gauche, buste, visage…). Ce qui est important, c'est la prise de conscience du relâchement, de manière à reproduire naturellement cette sensation en toute occasion.

Par la suite, on utilisera la sophrologie.

On commencera donc par une sophronisation de base pour se relaxer.
C'est une relaxation sectorielle progressive où l'on va provoquer une détente du corps, puis un réchauffement de toutes les parties du corps (Sauf la tête, car réchauffer la tête pourrait s'apparenter à de la fièvre ; dans ce cas on suggèrera que « le front est agréablement frais »), et enfin un engourdissement de tout le corps.

Lors de cette sophronisation (et comme dans toutes les formes de relaxation en général), le sujet est entre la veille et le sommeil ; son cerveau émet des ondes Alpha.

Lorsque cette sophronisation est correctement assimilée, on peut introduire par la suite des messages personnalisés, de manière à agir sur l'inconscient et ainsi modifier, l'image négative que peut avoir la personne d'elle-même. L'anamnèse préalablement effectuée permet de mieux comprendre certaines particularités psychologiques de la personne, et ainsi orienter les séances vers un mieux être psychologique.

La sophrologie permet au patient une grande liberté. Elle n'est pas directive comme l'hypnose. Même en phase de profonde relaxation le patient est toujours conscient du message qu'on lui transmet. Il pourrait à tout moment contourner par la pensée une suggestion allant contre sa nature.

Ensuite, on pourra orienter la sophronisation en la confortant dans son objectif de maigrir par les messages suivants:

« Cette agréable sensation de détente et de calme… que vous vivez en ce moment… va s'installer en vous définitivement…, elle vous permet de sentir que vous maigrissez …, vous maigrissez chaque jour un peu plus …, vous sentez que cette perte de poids s'effectue facilement… sans contrainte…vous vous sentez chaque jour mincir un peu plus… vous vous sentez agréablement mince…

Vous sentez par ailleurs que vous avez de moins en moins faim…, chaque jour de moins en moins faim…, vous maigrissez un peu plus chaque jour…, parce que vous êtes calme… calme…, de plus en plus calme…, et vous maigrissez…simplement… Calmement, vous maigrissez ».

Ces messages sophroniques sont à pratiquer régulièrement. On donnera même un CD de l'enregistrement de la séance, pour que la personne puisse pratiquer sa relaxation chez elle.

Parallèlement il faudra obtenir de la personne qu'elle change ses habitudes :
- Manger dans le calme, car l'ambiance du repas est primordiale.
- Prendre le temps de manger, en mastiquant suffisamment chaque aliment.
- Si la personne a de temps en temps des envies, elle peut les satisfaire, à partir du moment où cela n'est pas excessif. La satisfaction d'une envie passagère, est préférable à une envie refoulée. Cela doit cependant rester exceptionnel.

Par la suite un autre message sophronique peut être introduit :

« Grâce à cette profonde détente, à ce calme intérieur qui est maintenant présent en vous…ce merveilleux équilibre…, qui règne désormais dans tout votre être…font que vous avez de moins en moins d'appétit… de moins en moins faim… tout se régule naturellement …sans effort … Et vous maigrissez…, vous perdez du poids un peu plus chaque jour…, et tout cela s'installe définitivement en vous…

Vous réduisez facilement vos rations alimentaires… sans effort…, tout cela est simple et facile … vous vous sentez plus équilibré… plus calme…, vous avez de moins en moins besoin de nourriture…vous avez de moins en moins faim…

Vous mangez lentement… dans le calme et la décontraction…, en pensant exclusivement à ce que vous faites… en dégustant chaque bouchée…,en mastiquant longuement… et en pensant très fort que cette nourriture va être assimilée dans sa totalité…Et vous maigrissez de plus en plus…vous maigrissez chaque jour…vous maigrissez définitivement. »

Lorsque ces messages sont bien intégrés, il est important de conforter ces ressentis :

« Cette détente et ce calme qui s'est installé définitivement…, au plus profond de vous-même…vous avez la grande joie.. ; de maigrir régulièrement... naturellement, et un peu plus chaque jour… …parce que vous avez de moins en moins faim…

Vous allez encore améliorer cet amaigrissement…, parce que vous avez de moins en moins d'attirance pour les aliments gras et riches…Vous résistez facilement à la tentation des sucreries…des pâtisseries…

Vous rejetez tout ce qui est charcuterie…

Vous modérez votre consommation de beurre…, et de crème…Tout cela sans contrainte…, sans regrets…simplement parce que vous en avez de moins en moins envie…Vos goûts culinaires évoluent…vous préférez les mets frais et léger…vous êtes de plus attiré par les légumes frais…, les crudités…les fruits…

Votre goût vous porte de plus en plus vers une nourriture qui ne vous fait pas grossir…, qui se digère facilement…vous êtes d'ailleurs de moins en moins tenté par la nourriture…

Vous maigrissez…, vous maigrissez régulièrement… et de plus en plus chaque jour… Vous maigrissez naturellement…facilement…, sans faire intervenir votre volonté…, simplement parce que vous êtes calme et mieux équilibré »

C'est la pratique régulière de ces sophronisations qui va porter ses fruits.

Il est évident que cela s'apparente un peu à la méthode Coué, mais il faut savoir que l'inconscient est réceptif à ces messages. L'inconscient (en psychanalyse) satisfait de façon primitive, nos désirs sans demander son avis à notre conscience. En formulant de manière simple nos messages, ils sont mieux assimilés pas l'inconscient, et la répétition de certains termes en facilite l'intégration.

Bien entendu, d'autres sophronisations peuvent être composées en fonction des problématiques de chaque patient. On peut raisonnablement penser que chaque cas étant différent, les séances devront également se structurer de cette manière.

C'est un travail de longue haleine, tout comme la perte de poids en elle-même. Le plus difficile est de maîtriser l'impatience du patient. Il faut seulement bien l'informer sur le déroulement de la procédure, et lui donner des objectifs progressifs.

Sommeil et perte de poids

Hé oui, même la qualité de notre sommeil à une influence sur notre poids.

Karine Speigel qui est chercheur à l'INSERM est partie du constat que la durée du sommeil avait diminué de 2 heures, dans les pays développés, au cours des 50 dernières années, et qu'en même temps, l'obésité avait constamment progressé.

On peut retrouver cette corrélation au niveau physiologique :

Deux hormones sont impliquées dans la régulation de l'appétit :

- La ghréline, qui est sécrétée par l'estomac, et qui stimule l'appétit.
- La leptine, qui est produite par les cellules adipeuses et qui induit la satiété.

Cette scientifique à démontré qu'une réduction de sommeil était associée à une diminution de la leptine et à une augmentation de la ghréline.

Autrement dit, il faut « veiller » à toujours avoir un temps de sommeil suffisant.
Tout est une question d'organisation.
Avant tout il faut savoir se préparer au sommeil.

Evitez bien entendu tout excitant, avant de vous coucher. Pas d'alcool, de café, évitez de regarder un programme télévisé contenant de la violence…

Pensez que cela doit être un rituel. Il faut se préparer à aller dormir.

Essayez de vous coucher tôt. Un sommeil est beaucoup plus réparateur quand on se couche avant minuit.

Les Fleurs de Bach

Les Fleurs de Bach ont été créées dans les années 30 par le Dr Edward Bach, médecin homéopathe anglais. Le Dr Bach reconnu 38 formes de comportement psychologique qu'il identifia comme les sources majeures de notre mal-être. Il trouva dans la nature des fleurs correspondant à ces émotions difficiles, et qui agissent en rétablissant l'équilibre psychique. C'est dans les champs avoisinant que le Dr Bach cueillait les fleurs servant de base aux essences.

Les 38 formes de comportement et leurs correspondances :

Émotions et sentiments négatifs	Fleurs de Bach	Somatisations éventuelles	Sentiments positivés
Cache ses soucis derrière un masque jovial	*Agrimony* Aigremoine	Agitation, douleurs vertébrales, troubles intestinaux.	Accepter ses qualités et ses défauts.
Peur ou inquiétude sans raison apparente	*Aspen* Tremble	Troubles de la sexualité, du sommeil, vertiges, tremblements.	Confiance en soi et sentiment de sécurité

Critique avec intolérance	*Beech* Hêtre	Constipation, hémorroïdes, douleurs articulaires.	Indulgence, tolérance.
Difficulté à dire non, veut toujours plaire	*Centaury* Centaurée	Douleurs vertébrales, troubles cardiaques.	Donner avec sagesse et discernement.
Doute dans sa capacité de jugement	*Cerato* Plumbago	Insomnie, vertiges, troubles nerveux.	Renouer avec sa certitude intérieure.
Peur de perdre le contrôle de sois et de se s impulsions	*Cherry plum* Prunus	Troubles cutanés et hépatobiliaires.	Apaisement et sang-froid En toutes circonstances, lucidité.
Répète des erreurs sans tenir compte des expériences antérieures	*Chestnut Bud* Bourgeon de Marronnier	Céphalées, migraines, troubles cutanés.	Compréhension et intégration des expériences vécues.
Protecteur à l'excès, possessif, égoïste	*Chicory* Chicorée	Toux, angines, Troubles urinaires, boulimie.	Don de soi.
Rêverie, pas en prise avec le réel	*Clématis* Clématite	Somnolence, alternance boulimie, anorexie.	Réaliste, présent, inspiré.

Mauvaise image de soi, sentiment de honte, de saleté	*Crab apple* Pommier sauvage	Fatigue, nausées, vomissements, troubles cutanés.	S'accepter, purifier ses pensées.
Sentiment d'être dépassé pas les responsabilités	*Elm* Orme	Céphalées, vertiges, douleurs vertébrales, troubles intestinaux.	Efficace, sait lâcher prise.
Facilement découragé, hésitant	*Gentian* Gentiane	Dépression, problèmes ostéo-articulaires.	Confiance et persévérance.
Désespoir, pessimisme	*Gorse* Ajonc	Teint jaunâtre, cernes toux, tremblements, palpitations.	Foi, espoir et certitude.
Égocentrique, m'aime pas être seul, bavard à l'excès	*Heather* Bruyère	Angine, enrouement, enrouement, hypertension, hypocondrie.	Altruisme, écoute de l'autre.
Haine, envie, suspicion, colère	*Holly* Houx	Troubles cutanés, intestinaux, urinaires.	Esprit généreux, compréhensif, tolérant.
Nostalgie, « mal du pays », regrets	*Honeysuckle* Chèvrefeuille	Troubles pulmonaires, troubles lors de changements.	Vivre son présent riche de son passé.

Manque d'entrain, fatigue devant le quotidien	*Hornbeam* Charme	Hypertension, arythmie, Douleurs articulaires.	Redémarrer, repartir, retrouver son entrain.
Impatient, irritable	*Impatiens* Impatience	Douleurs articulaires, hypertension, troubles digestifs.	Détendu, tolérant, doux avec les autres.
Manque de confiance en soi	*Larch* Mélèze	Céphalées, vertiges, troubles rénaux, vésicaux et ostéo-articulaires.	Déterminé, capable, sans crainte de résultat.
Peur de choses définies, timidité	*Mimulus* Mimule	Angines, brûlures d'estomac, diarrhée.	Sûreté de sois, tranquillité.
Noire tristesse sans raison apparente	*Mustard* Moutarde	Brûlures d'estomac, manque d'appétit, réflexes lents.	Stabilité, paix intérieure, humeur égale.
Continue à lutter malgré tout	*Oak* Chêne	Épuisement, douleurs lombaires, palpitations.	Force, patience, constance, mesure.
Épuisement, au bout du rouleau	*Olive* Olivier	Nausées, vomissements somnolences.	Ressourcement, énergie retrouvée

Culpabilité, sentiment d'être responsable de tout	*Pine* Pin Sylvestre	Diarrhée, constipation, troubles cardiaques et urinaires.	Jugement clair, humilité.
Peur pour les autres, craindre le pire pour eux, « mère poule »	*Red Chestnut* Marronnier Rouge	Diarrhée, constipation, hypertension, palpitation, troubles respiratoires.	Confiant dans les expériences vécues par autrui.
Terreur, peur, panique, cauchemars	*Rock rose* Hélianthème	Diarrhée, état de choc, troubles nerveux.	Grand courage, oubli de soi force de volonté.
Dur avec soi-même, strict et rigide dans ses principes	*Rock water* Eau de roche	Constipation chronique, troubles alimentaires er menstruels.	S'accorder de la joie de vivre, garder un esprit souple.
Indécision et difficulté à choisir entre deux options	*Sclerantus* Alène	Diarrhée, constipation, mal des transports, troubles du sommeil.	Résolution, capacité à choisir.
Chagrin, peine, douleur	*Star of Bethlehem* Étoile de Bethléem	Nausées, vomissements, névralgies, troubles cutanés.	S'ouvrir à la consolation, paix intérieur.

Sentiment d'être au bord du gouffre	*Sweet chessnut* châtaigner	Douleur d'estomac, vieillissement de la peau, troubles alimentaires	S'ouvrir à la lumière, contrôler les émotions.
Enthousiaste à l'excès, cherche à imposer ses convictions	*Vevain* Verveine	Douleurs vertébrales, toux, problèmes cutanés.	Modération, « être » plutôt que « faire ».
Dominateur, inflexible	*Vine* Vigne	Hypertension artérielle, troubles gastriques, intestinaux et ostéo-articulaires.	Respect d'autrui, autorité sage et encourageante.
Besoin de protection surtout lors de changements majeurs dans sa vie	*Walnut* Noyer	Douleurs articulaires, hypertension artérielle, troubles du sommeil.	Constance, sens d'identité, protection.
Préférence pour la solitude, fier, distant	*Water violet* Violette d'Eau	Hypertension artérielle, troubles ostéo-articulaires, troubles du sommeil et de l'appétit.	Mettre discrètement ses capacités au service d'autrui.

Idées envahissantes et non désirées, préoccupations	*White Chesnut* Marronnier Blanc	Troubles nerveux de la sexualité et du sommeil.	Esprit calme, orientation constructive des pensées.
Doutes sur le bon chemin à prendre dans la vie	*Wild Oat* Folle-avoine	Trouble hépato-biliaires, menstruels et sexuels.	Talent, ambition.
Résignation, apathie, passivité	*Wild Rose* Églantine	Fatigues, pertes de mémoire, troubles digestifs.	Dynamique, avisé, enthousiaste.
Ressentiment, apitoiement sur son sort	*Willow* Saule	Boulimie, névralgies, trouble hépatiques et gastriques.	Reconnaître ses responsabilités, manifester son humour.

Il a classé ces 38 préparations dans 7 catégories de comportement telles que : Peur, Hypersensibilité aux influences et aux idées, Solitude, Incertitude, Souci excessif du bien-être d'autrui, Manque d'intérêt pour le présent, Découragement, Désespoir.

EMOTIONS	Noms de fleurs (en anglais)	Noms de fleurs (en français)
Peur	Minimus	Mimule
	Cherry Plum	Prunus
	Aspen	Tremble
	Red Chestnut	Marronnier rouge
	Rock Rose	Hélianthème
Hypersensibilité aux influences et aux idées des autres	Centaury	Centaurée
	Agrimony	Aigremoine
	Walnut	Noyer
	Holly	Houx
Solitude	Heather	Bruyère
	Water violet	Violette d'eau
	Impatiens	Impatiente
Incertitude	Cerato	Plumbago
	Gorse	Ajonc
	Scleranthus	Alène
	Hornbeam	Charme
	Gentian	Gentiane
	Wild Oat	Fol d'Avoine
Souci excessif du bien-être d'autrui	Vervain	Vervaine
	Chicory	Chicorée
	Vine	Vigne
	Rock water	Eau de roche
	Beech	Hêtre
	Clématis	Clématite
	White Chestnut	Marronnier Blanc
Manque d'intérêt	Honey Suckle	Chèvrefeuille

pour le présent	Mustard	Moutarde
	Wild Rose	Églantier
	Chestnut Bud	Bourgeon du
	olive	Marronnier
		Olivier
Découragement Désespoir	Pine	Pin Sylvestre
	Willow	Saule
	Elm	Orme
	Oak	Chêne
	Star of Bethlehem	Étoile de Bethléem
	Crab apple	Pomme sauvage
	Sweet Chestnut	Châtaignier
	Larch	Mélèze

Ces élixirs floraux pourront être utilisés dans le cadre d'une perte de poids. En effet, ils peuvent intervenir dans le cadre de troubles psychologiques réactionnel à cette orientation.

Par exemple :

- Pour une personne qui a peur de ne pas arriver à suivre un rééquilibrage d'hygiène de vie prescrit par le thérapeute, on pourra lui conseiller de prendre **Elm (Orme)**.
- **Walnut (noyer)** favorise le changement d'attitude.
- **Wild Rose (Églantier)** permet d'atteindre ses objectifs.
- **Impatiens (Impatiente)** atténue le sentiment d'impatience ou d'irritabilité face à l'épreuve.

Comment utiliser les fleurs de BACH?

Le Docteur Bach était avant tout un médecin homéopathe, et c'est dans ce sens que ces élixirs floraux sont utilisés.

Pour cela il suffit de diluez deux gouttes dans un verre d'eau et de consommez ce verre en plusieurs gorgées tout au long de la journée ou jusqu'à ce que vous vous sentiez mieux.

Pour une utilisation à long terme, mettez deux gouttes dans un flacon compte-gouttes de 30 ml, ajoutez de l'eau (de préférence une eau peu minéralisée de type Mont Roucous, Moncalm ou Rosée de la Reine) et prenez quatre gouttes de cette solution 4 fois par jour ou plus fréquemment si nécessaire ou jusqu'à ce que vous vous sentiez mieux. Il est à noter que l'on peu mélanger plusieurs fleurs Bach sans toutefois dépasser plus de 7 Fleurs dans une même préparation.

ACTIVITE PHYSIQUE

On peut considérer la prise de poids comme le fait avéré d'avoir consommé plus d'aliments que le corps en demandait. Autrement dit notre consommation était plus élevée que notre métabolisme de base.

Qu'est-ce que le métabolisme ?

C'est le rythme de fonctionnement de stockage (anabolisme) ou de dépense énergétique (catabolisme) de l'organisme.

Qu'est-ce que métabolisme basale ?

C'est le métabolisme au repos qui correspond à l'énergie nécessaire pour assurer le fonctionnement du rythme cardiaque ainsi que la circulation sanguine et les différentes fonctions de base de l'organisme et des organes (digestion, excrétions…)

Ce métabolisme est plus important chez l'homme que chez la femme.
Il décroît avec l'âge. Augmente chez la femme en cas de grossesse.
Il est sous la dépendance de différentes hormones, comme les hormones thyroïdiennes.

Par simple déduction, on peut donc dire que pour perdre du poids il faut soit consommer moins, ou alors augmenter le métabolisme de base. Dans le cas présent, je vous répondrais : « les deux mon capitaine ! »

En effet nous allons agir sur les deux variables, c'est-à-dire consommer moins de « cochonneries » en ayant un bon réglage alimentaire, mais aussi augmenter le métabolisme de base par une pratique physique adaptée.

Nous replaçant dans le contexte actuel, nous ne pouvons pas forcément proposer à une personne, la démarche purement Naturopathique qui nous conseille une marche au grand air ou dans la forêt. Sachant que cette pratique doit être régulière (au minimum 30 minutes à 1 heure, voir 1heure 30, 2 à 3 fois par semaines). Je vous propose donc d'adapter la pratique à la vie citadine qui nous caractérise hélas souvent.

Celle présentée ici va l'être sur les activités que l'on retrouve dans une salle de remise en forme. Celle-ci ne sera pas forcément en contradiction avec la naturopathie, car il faut savoir que le « père » de naturopathie Française, Pierre Valentin MARCHESSEAU était (entre autre…) professeur d'éducation physique, et était à son heure un haltérophile de bon niveau. Il créa et collabora à de nombreuses revues sur le sujet (Apollon et Vénus, Culture physique…). Il édita d'ailleurs une brochure intitulée *« Musculation, culture physique de l'homme ».*

La démarche procédurale sera identique à celle utilisée dans les salles de fitness, car elle est un gage de sécurité, et permet de vérifier les progrès établit par le pratiquant, de manière fiable.

DEMARCHE PROCEDURALE DE MISE EN ŒUVRE :

Cette activité devra :
- Être adaptée aux capacités physiques initiales de la personne.
- Être progressive dans le temps.
- Permettre de vérifier son efficacité au fur et à mesure des cycles d'entraînement.

ENTRAÎNEMENT ADAPTATE AUX CAPACITES PHYSIQUES DU PRATIQUANT :

Nous avons pris, dans l'exemple présent, une jeune femme, Samia M. qui désire perdre du poids. Au niveau naturopathique, elle est d'une constitution plutôt carbonique, et d'un tempérament dominant lymphatique.

Elle n'a pas pratiqué d'activités physiques depuis bon nombre d'années. Après un interrogatoire précis sur ses habitudes alimentaires, nous apprenons qu'elle est mère de 3 enfants, femme au foyer.

Ses habitudes alimentaires sont :

<u>Petit déjeuner</u> : café au lait, avec tartines beurrées ou viennoiseries.

<u>Déjeuner :</u> Viandes, un peu de légumes parfois, mais surtout des féculents, et un dessert sucré ou un fruit en fin de repas.

<u>Diner</u> : Idem midi

Il lui est donc conseillé, une diète de 3 jours au jus de légumes. Celle-ci devra se fait progressivement sans contrainte.

A l'issue de cette diète et après avoir effectué une reprise une alimentaire selon le mode hygiéniste inversé, nous lui donnons les conseils alimentaires suivants :

Suppression du café au lait qui est indigeste et plus précisément le lait qui peut poser d'autres problèmes notamment pour le tempérament lymphatique. Un café léger lui est conseillé si elle ne peut vraiment pas s'en passer ! Suppression des viennoiseries qui ne peuvent « qu'encrasser » l'organisme, ainsi que la confiture qui est (en dehors de son taux de sucre élevé) un inhibiteur de digestion. Un repas de fruits secs trempés une nuit dans de l'eau, dont on mange les fruits et on boit l'eau de cette préparation, peut constituer un petit déjeuné correct le matin s'il elle ne peut se passer d'un petit déjeuner « traditionnelle » nous lui conseillons son café léger, avec une à deux tranche de pain complet ou demi-complet, ou alors 2 biscotes (qui sont plus digestes) le tout légèrement beurré.

Au déjeuner et au diner, réintroduire un peu de crudités en entrée, réduction des protéines animales, réduction des féculents en trop grande quantité. Réintroduction des légumes d'une manière plus systématique.

Suppression des déserts sucrés à la fin des repas qui sont inhibiteurs de digestion. Au pire, on tolèrera une petite part de **tarte aux fruits bien cuite faite maison** !
 Un fruit de saison pourra être consommé vers 17h00.

Suite à cette prescription il lui est conseillé de débuter une activité physique qui accompagnera avantageusement cette réforme alimentaire.

Nous allons donc mettre en place une démarche procédurale d'entraînement pour Samia. Il faut tout d'abord avoir des mesures de départ afin de mieux cerner ses possibilités.

On effectuera donc :
- Un test de Risko
- Une pesée impédance métrique
- Un test d'effort VO2 max

TEST DE RISKO :

Ce test permet de faire une estimation théorique des risques cardio-vasculaires à l'effort. L'orientation du programme tiendra compte de ce premier test, afin de proposer des exercices présentant une intensité d'effort adaptée à la personne.

Ayant rempli le test RISKO ci-contre, ses réponses nous amènent à un résultat total de 25 points. Ce qui nous donne une évaluation de « risque cardiovasculaire moyennement élevé ». Nous pouvons donc orienter le programme d'entraînement de manière plus sécuritaire pour la pratiquante.

TABLEAU 1 : FACTEURS DE RISQUE CARDIO-VASCULAIRE
A partir de RISKO - Michigan Heart Association

SEXE	1 Femme de de 40 ans	2 Femme de 40 à 50 ans	3 Femme de + de 50 ans	5 Homme	6 Homme trapu	7 Homme trapu et chauve
AGE	1 10 à 20	2 21 à 31	3 31 à 40	4 41 à 50	6 51 à 60	8 61 à 70
HEREDITE	1 pas de cas de maladie cardio-vasculaire	1 parent âgé de + de 60 ans souffrant d'une maladie cardio-vasculaire	2 parents, de + de 60 ans souffrant d'une maladie cardio-vasculaire	1 parent de - de 60 ans souffrant d'une maladie cardio-vasculaire	2 parents de - de 60 ans souffrant d'une maladie cardio-vasculaire	3 parents de - de 60 ans souffrant d'une maladie cardio-vasculaire
POIDS	0 Plus de 2 kg au-dessous de la masse recommandée	1 2 kg en + ou en - de la masse recommandée	2 3 à 9 kg en surplus	3 9 à 16 kg en surplus	5 16 à 23 kg en surplus	7 23 à 30 kg en surplus
TENSION (chiffre maximal)	1 10 - 11	2 12 - 13	3 14 -15	4 16 17	6 18 - 19	8 20 ou plus
TABAC	0 non fumeur	1 moins de 10 paquets année	2 10 paquets année	4 20 paquets année	6 30 paquets année	10 40 paquets année
REGIME	1 pratiquement sans beurre ni huile nä oeufs	2 grillades et légumes, avec peu d'oeufs et matières grasses	3 normal avec oeufs mais sans fritures ni sauces	4 normal avec quelques fritures et sauces	5 riche avec assez souvent sauces, fritures pâtisseries, etc.	7 gastronomique avec abondance de sauces, fritures, pâtisseries
STRESS	1 un peu parfois	2 un peu souvent	3 moyennement parfois	4 moyennement souvent	5 beaucoup parfois	6 beaucoup souvent
DEPENSE PHYSIQUE	0 très grande (T grand actif) grand sportif	1 grande (grand actif) sportif	3 moyenne (actif) petit sportif	5 très modérée (petit actif)	8 faible (peu actif-sédentaire)	10 très faible (sédentaire)

TOTAL DE POINTS =

1 6 à 12	2 13 à 18	3 19 à 24	4 25 à 34	5 35 à 49	6 50 à 71
Risques très peu probables	Risques peu probables	Risques réels, mais encore peu inquiétants	Risques moyennement élevés:attention!	Risques élevés: consultez un médecin	Risques très élevés: consultez un médecin

84

Pour partir sur de bonnes bases, il est nécessaire d'effectuer une prise de mesures qui seront les bases de vérification tout au long du suivi.

Prise de mesures corporelles avec une balance impédance mètre :

Sur cette prise de mesure on retrouve :

```
        TANITA
   Impédancemètre

        TBF-410
Type Corporel    Standard        La taille
Sexe             Féminin
Age              32              Le poids
Taille           177   cm
Poids            69. 0kg
IMC              28. 4           L'indice de masse corporelle
MB               7059   kJ
                 1687kcal        (IMC = Poids / Taille au carré)
Résistance       535   Ω
% Graisse        41. 8%
M. Grasse        37. 2kg         Métabolisme de base
M. Maigre        51. 8kg
M. Hydrique      37. 9kg
Valeurs idéales
% Graisse        20-27%          volume graisseux exprimé en pourcentage
M. Grasse       13. 0-19. 2kg
                                 volume graisseux exprimé en Kg

                                 Poids des muscles et des os en Kg

                                 Poids hydrique du corps
```

L'indice de masse corporelle : il doit être compris entre 18 et 25

Le metabolisme de base : représente ce que la personne à besoin pour une dépense énergétique minima.

Dans cet exemple, Samia M. à un pourcentage de graisse de 41,8% ce qui est équivalent à 37,2 kg de masse grasse.

La masse maigre représentée par les muscles et les os est de 51,8 kg.

Le corps humain étant constitué d'à peu près 66% d'eau, cette masse hydrique est de 37,9 kg pour Samia.

On peut conseiller également à cette personne de prendre ses mensurations :

- Epaules
- Poitrine
- Bras
- Taille
- Hanches
- Cuisses

Toutes ces valeurs pourront permettre à la patiente de visualiser sa progression.

Il est fréquent que des personnes voulant perdre « du poids » fassent du sport, et se rendent compte après quelques semaines que non seulement elles n'ont pas perdu de poids, mais qu'en plus, la balance affiche 2 kg supplémentaires ! Avec l'évaluation de la balance impédancemètre présentée ci-dessus on pourra constater qu'après quelques semaines d'entraînement, le pourcentage de masse grasse aura diminué, mais que par contre, grâce à l'activité physique, la masse maigre, c'est-à-dire les muscles auront raisonnablement augmenté !

La pesée sur balance impédancemètre reste donc un instrument indispensable (même si la précision des résultats reste relative) pour préserver la motivation du pratiquant.

TEST D'EFFORT(Test VO2, 3 paliers):

Le Nautil
Pontault

RAPPORT DU TEST DE PUISSANCE AEROBIQUE

Samia M   *Née le 09/04/1974 Poids 89 Kg*

Chère **Samia M**   , c'est le rapport de votre test de puissance aérobie du 20/06/2006.

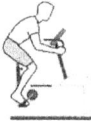

Votre puissance aérobie, mesurée avec le TECHNOGYM TEST effectué sur BIKERACE est :

VO2 Max. = 23 (ml/min/Kg)

qui correspond à un résultat **Insuffisant.**

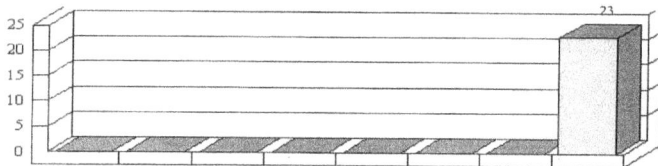

```
25
20
15
10
 5
 0
```
23

20/06/2006

La comparaison avec les valeurs moyennes d'un groupe d'utilisateurs ayant votre âge démontre que votre niveau cardio-vasculaire **a besoin d'amélioration suivant un programme d'entraînement personnalisé.**

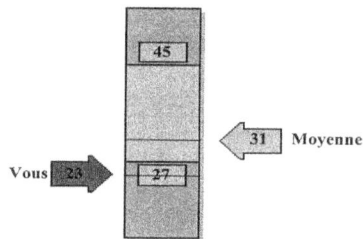

45

31 Moyenne

Vous 23   27

Comparaison par âge

88

Ce test sous-maximal, effectué sur vélo ergomètre, permet d'avoir un aperçu des capacités d'endurance du pratiquant.

Sur le test présenté ci-dessus on peut observer que la condition physique de la pratiquante est insuffisante.

La programmation de l'entraînement sera donc effectuée à la fois en fonction des résultats du test et egalement en fonction des objectifs de pratique , en l'occurrence, la « perte de poids ».

Comme Samia peut venir s'entraîner 2 fois par semaine, je lui propose deux entraînement à visée cardio-respiratoire sur ergomètres pour stimuler son organisme d'une manière très progressive. Cela lui permet d'aborder la pratique en douceur et nous fera voir, en fonction des résultats obtenus, l'orientation à prendre pour les entraînements suivants.

Selon ses goûts, nous choisissons :

- **le vélo**

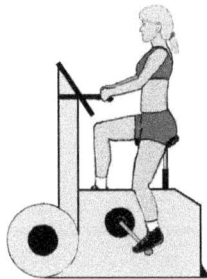

- **le tapis** (qui se pratiquera en marchant, pour préserver ses articulations des impacts que peut provoquer la course, lorsque l'on fait un poids important)

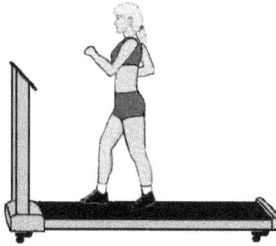

- **le stepper** (simulateur de marches d'escalier)

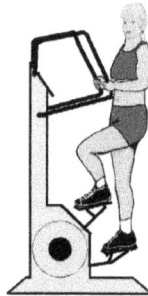

- **le pédalo** (système de pédalage en position assise),

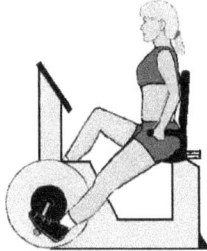

- l'ergomètre **élliptique** (intermédiaire entre le vélo et le tapis)

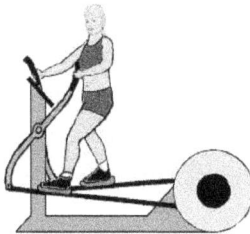

- **le rameur** ergomètre.

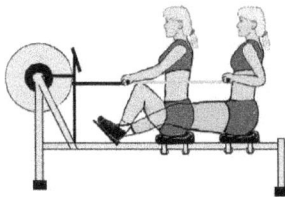

La fréquence cardiaque à l'effort programmé ne dépassera pas 75% de la Fréquence Cardiaque Maximale Théorique ; la totalité de chaque séance est supérieure à 45 minute, ce qui permet un meilleur métabolisme des graisse.

Le travail est effectué avec un cardio-fréquencemètre (ceinture thoracique émettrice des pulsations cardiaques), ainsi que d'une clé de programmation, qui va piloter les ergomètres, amenant la pratiquante à la fréquence cardiaque demandée, pendant le temps de pratique, par palier indiqué sur le programme .

Samia alternera les deux séances pendant 6 semaines. La durée totale de chaque séance est d'une heure.

Cette pratique est bien entendu conjuguée avec un rééquilibrage alimentaire.

NOM : Samia M.

SEANCE 1

Vélo	Palier 1	132 puls/min.	3 Minutes
	Palier 2	140 puls/min.	17 Minutes
Tapis	Palier 1	132 puls/min.	3 Minutes
	Palier 2	140 puls/min.	17 Minutes
Stepper	Palier 1	132 puls/min.	3 Minutes
	Palier 2	140 puls/min.	17 Minutes

Programme d'entraînement 1

NOM : Samia M.

SEANCE 2

Pédalo	Palier 1	132 puls/min.	3 Minutes
	Palier 2	140 puls/min.	17 Minutes
	Palier 1	132 puls/min.	3 Minutes
	Palier 2	140 puls/min.	17 Minutes
Elliptique			

Cet entraînement est programmé pour 6 semaines, et aux vues des résultats (nouveau tests VO2, Pesée sur balance impédancemètre, nouvelle prise de mensuration), un nouveau programme d'entraînement est conçu.

NOUVEAU TEST VO2

Le Nautil
Pontault

RAPPORT DU TEST DE PUISSANCE AEROBIQUE

Samia M Née le 09/04/1974 Poids 86 Kg

Chère **Samia M**   , c'est le rapport de votre test de puissance aérobie du 05/07/2006.

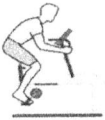

Votre puissance aérobie, mesurée avec le TECHNOGYM TEST effectué
sur BIKERACE est :

VO2 Max. = 30 (ml/min/Kg)

qui correspond à un résultat **Moyen.**

Sur la base de la comparaison avec les tests précédents vous pouvez vérifier vos variations : depuis le
test précédent elles sont égales à **30 %.**

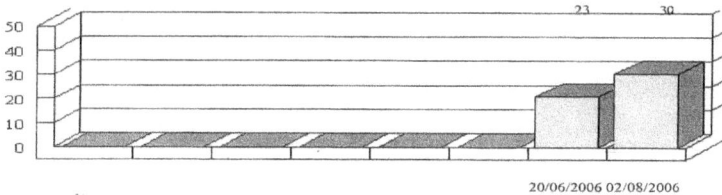

20/06/2006 02/08/2006

La comparaison avec les valeurs moyennes d'un groupe d'utilisateurs ayant votre âge démontre que
votre niveau cardio-vasculaire est **Moyen.**

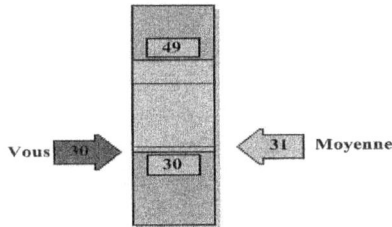

Comparaison par âge

95

Sur ce nouveau test VO2 on peut s'apercevoir que la patiente a acquis une meilleure endurance, puisqu'elle est passée d'un volume maximal d'oxygène de 23ml/kg/mn à 30 ml/kg/mn.

Nouvelle pesée à la balance impédancemètre

```
           TANITA
      Impédancemètre
        TBF-410
Type Corporel     Standard
Sexe              Féminin
Age               32
Taille            177   cm
Poids             86. 1kg
IMC               27. 4
MB                6933    kJ
                  1657kcal
Résistance        536    Ω
% Graisse         39. 0%
M. Grasse         33. 6kg
M. Maigre         52. 5kg
M. Hydrique       37. 1kg
Valeurs idéales
% Graisse         20-27%
M. Grasse         13. 0-19. 2kg
```

Dans cette nouvelle évaluation nous pouvons remarquer une baisse du poids de presque 4 kg par rapport à la pesée précédente. On notera une légère prise de masse musculaire due à la pratique physique, ainsi qu'une baisse de la masse grasse.

Le plan d'entraînement a donc produit un premier effet qui doit se poursuivre dans le temps à l'aide d'un nouveau programme. En effet, lors de ces 6 semaines de pratique, le corps de Samia s'est accoutumé à la charge d'entraînement, ce qui par la suite ne permettra plus de progression significative. En conséquence une nouvelle séance lui est proposée.

Confortée par ces résultat, Samia a décidé de venir s'entraîner 3 fois par semaine au lieu de 2 fois. Cette décision est importante, car Samia a pu contater visuellement au regard des tests et de la pesée impédancemètrique, une première progression.

Cette fois ci, le programme d'entraînement, est orienté différemment. Un travail conséquent de renforcement musculaire est inclus dans le nouveau programme.

J'imagine déjà les commentaires horrifiés de quelques lectrices voyant que de la musculation est introduite dans une séance, ou en théorie, la silhouette doit s'affiner en même temps que le poids diminue.

Ces femmes se font souvent de fausses idées sur leur propre corps. Elles le voient souvent trop musclé après avoir effectué régulièrement un programme de musculation, alors que celui-ci s'est développé harmonieusement.

On garde hélas une mauvaise image de la musculation, et l'on s'imagine que cela va nous transformer en affreux monstre bodybuildé !

En réalité, et je le vérifie chaque jour dans la salle où je professe, c'est une des meilleurs méthodes pour garder la ligne.

Pourquoi ?

On a pu constater que la seule pratique d'une activité à visée cardio-respiratoire (marche, jooging, vélo…) ne permettait pas d'augmenter de manière effective le métabolisme basal. Dans un entraînement cardio-training, pour une personne régulièrement entraînée, on arrive à un niveau permettant une dépense énergétique suffisante seulement à partir de 30 à 45 minutes ! Ce qui veut dire que sur une heure d'entraînement le bénéfice énergétique est plutôt réduit. Alors qu'en commençant par la musculation (avec des charges adaptées, mais malgré tout concéquentes !), on va arriver à augmenter rapidement le métabolisme de base. Une fois arrivé à ce niveau on pourra enchaîner par du cardio training. Cela permettra à la fois d'augmenter ou d'entretenir son potenciel cardio-respiratoire, tout en restant au niveau énergétique du métabolisme des graisses, mais aussi d'activer la circulation sanguine pour une récupération active de la séance d'entraînement.

La séance de renforcement musculaire sera générale, c'est-à-dire qu'elle va concerner tout le corps (et non pas quelques zones seulement !) car on ne maigrit pas qu'à un endoit seulement ! La perte de masse grasse est globale, donc la séance de musculation sera globale, ce qui permettra d'avoir un corps harmonieux.

Pour tordre encore le coup à d'autres fausses idées sur le renforcement musculaire je reviens sur une affirmation qui disait que pour ne pas avoir de « gros muscles », il fallait effectuer des séries longues (20 à 30 répétitions) avec une charge légère.

Pendant une vintaine d'année, les femmes se sont épuisées à faire de longues séries avec de petites haltères, sans grand résultat au niveau de la définition musculaire. Ce travail n'était cependant pas inutile car il leur permettait d'acquérir, malgré tout, une bonne endurance musculaire.

Il faut au contraire travailler avec des charges moyennes, **à lourdes** permettant d'effectuer 6 à 12 répétitions répétées 4 à 5 fois.

On entend par charges moyennes à lourdes une charge qui permettra de faire les premières séries correctement, mais les dernières plus difficilement. Pour les puristes de la musculation cela irait de 50 à 80% d'une charge que l'on ne peut développer qu'une fois (1RM, c'est-à dire 1 répétition maximum !). La série devra être exécutée lentement (par exemple pour une flexion de bras, pour renforcer les biceps, on comptera 2 secondes pour fléchir et 2 secondes pour le retour de flexion.

On peut donc dire que la meilleure méthode pour perdre du poids, ce n'est donc pas forcément d'augmenter la durée de la séance, mais d'augmenter progressivement l'intensité de celle-ci.

Programme d'entraînement 2

NOM : Samia M.

SEANCE 1

➢ **Echauffement musculaire et ostéo-articulaire**

   ✓ Echauffement cardiovasculaire sur vélo-ergomètre, 10 minutes

   ✓ Echauffement ostéo-articulaire avec bâton.

MUSCULATION

Séance	Exercices	Séries	Rép.	Récup
	Dev. Horizontal machine	4	10	1'
	Ecarté haltères sur banc	4	15	1'
	Triceps press	4	12	1'
	Tirage vertical	4	10	1'
	Biceps machine	4	12	1'
	Presse horizontale	4	10	1'30
	Gd Fessiers Machine	4	10	1'
	Obliques Machine	3	15	1'
	Abdominaux Machine	4	20	1'

CARDIO-TRAINING

Elliptique	Palier 1	132 puls/min.	3 Minutes
	Palier 2	140 puls/min.	12 Minutes
Stepper	Palier 1	132 puls/min.	3 Minutes
	Palier 2	140 puls/min.	12 Minutes

SEANCE 2

➤ **Echauffement musculaire et ostéo-articulaire**

✓ Echauffement cardiovasculaire sur Tapis-ergomètre, 10 minutes

✓ Echauffement ostéo-articulaire avec bâton.

MUSCULATION

Séance	Exercices	Séries	Rép.	Récup
	Dev. incliné machine	4	10	1'
	Butterfly	4	10	1'
	Triceps poulie haute	4	12	1'
	Tirage horizontal	4	10	1'
	Rowing machine	4	10	1'
	Leg Extension	4	10	1'30
	Adducteur machine	4	10	1'
	Moyens Fessiers Machine	4	10	1'
	Abdominaux au sol	4	20	1'

Vélo	Palier 1	132 puls/min.	3 Minutes
	Palier 2	140 puls/min.	12 Minutes
Rameur	Palier 1	132 puls/min.	3 Minutes
	Palier 2	140 puls/min.	12 Minutes

A l'issue des différentes semaines de pratique, un nouveau test est effectué.

Le Nautil
Pontault

RAPPORT DU TEST DE PUISSANCE AEROBIQUE
Samia M Née le 09/04/1974 Poids 84 Kg

Chère **Samia M**   , c'est le rapport de votre test de puissance aérobie du 05/07/2006.

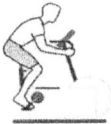

Votre puissance aérobie, mesurée avec le TECHNOGYM TEST effectué sur BIKERACE est :

VO2 Max. = 33 (ml/min/Kg)

qui correspond à un résultat **Moyen.**

Sur la base de la comparaison avec les tests précédents vous pouvez vérifier vos variations : depuis le test précédent elles sont égales à **10 %.**

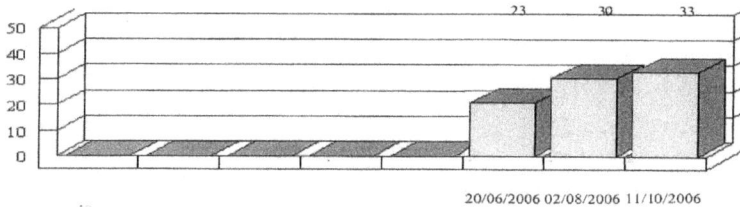

20/06/2006 02/08/2006 11/10/2006

La comparaison avec les valeurs moyennes d'un groupe d'utilisateurs ayant votre âge démontre que votre niveau cardio-vasculaire est **Moyen.**

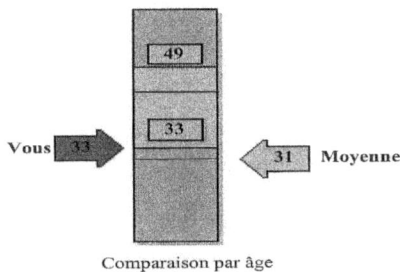

Comparaison par âge

105

Ce nouveau test indique de nouveau une augmentation du Volume Maximal Aérobie. Ce test n'est pas significatif de la perte de poids, mais il indique seulement que la pratiquante augmente sa condition physique, et donc que le programme éffectué est adapté à ses possibilités.

Nouvelle pesée à la balance impédancemètre :

```
            TANITA
       Impédancemètre
          TBF-410
Type Corporel    Standard
Sexe             Féminin
Age              32
Taille           177    cm
Poids            84. 2kg
IMC              26. 9
MB               6422   kJ
                 1635kcal
Résistance       535    Ω
% Graisse        37. 0%
M. Grasse        31. 2kg
M. Maigre        53. 0kg
M. Hydrique      37. 3kg
Valeurs idéales
% Graisse          20-27%
M. Grasse       13. 0-19. 2kg
```

On peut de nouveau observer une baisse de la masse grasse de 2% par rapport à la pesée précedente, et 500 gr de masse musculaire en plus.

Il y a donc toujours un effet positif dans l'entraînement, par une augmentation de la condition physique, une baisse de la masse grasse, et une légère augmentation de la masse musculaire.

Si on suit cette progression, la masse grasse diminuera toujours mais de manière moins flagrante qu'actuellement, avec parfois même, une très légèrement augmentation passagère. Mais la courbe s'inflèchira de toute façon. La masse maigre elle ne va pas augmenter indéfiniment, et va se stabiliser au niveau d'un métabolisme basal propre à cette pratiquante.

Un nouveau programme d'entraînement est édité.

Vous pourrez remarquer que dans la partie musculation on effectue moins de répétitions car le travaille sera adaptée aux nouvelles performances de la pratiquante, c'est-àdire que la charge affectée au matériel sera plus lourde (entre 65 et 80% d'1RM, par rapport au charges précedentes qui se situaient entre 50 et 65% d'1RM).

La séance de cardio-training, elle, sera programmée en interval-training, avec des variations d'intensité pour une meilleure sollicitation cardio-respiratoire et surtout pour meilleure dépense énergétique.

Programme d'entraînement 3

NOM : Samia M.

SEANCE 1

➢ Echauffement musculaire et ostéo-articulaire

- ✓ Echauffement cardiovasculaire sur vélo-ergomètre, 10 minutes
- ✓ Echauffement ostéo-articulaire avec bâton.

MUSCULATION

Séance	Exercices	Séries	Rép.	Récup
	Dev. Horizontal machine	1 2 1	10 8 6	120"
	Tirage horizontal machine	2 2	8 6	120"
	Biceps machine	2 2 1	8 6 4	120"
	Presse horizontale	2 2	8 6	120'
	Gd Fessiers poulie	4	8	1'
	Adducteurs poulie	4	8	90"
	Abducteurs poulie	4	8	90"
	Flexion genoux poitrine	3	15	30"
	Abdominaux	4	30	30"

CARDIO-TRAINING

Tapis	Palier 1	124 puls/min.	3 Minutes
	Palier 2	130 puls/min.	2 Minutes
	Palier 3	128 puls/min.	3 Minutes
	Palier 4	135puls/min.	2 Minutes
	Palier 5	132 puls/min.	3 Minutes
	Palier 6	140 puls/min.	2 Minutes
Pédalo	Palier 1	132 puls/min.	3 Minutes
	Palier 2	135 puls/min.	2 Minutes
	Palier 3	140 puls/min.	3 Minutes
	Palier 4	135 puls/min.	2 Minutes
	Palier 5	140 puls/min.	3 Minutes
	Palier 6	135 puls/min.	2 Minutes

SEANCE 2

➢ **Echauffement musculaire et ostéo-articulaire**

   ✓ Echauffement cardiovasculaire sur Tapis-ergomètre, 10 minutes

   ✓ Echauffement ostéo-articulaire avec bâton.

MUSCULATION

Séance	Exercices	Séries	Rép.	Récup
	Butterfly	2 2	8 6	1'
	Triceps poulie haute	1 2 2	10 8 6	120"
	Tirage horizontal	2 2 1	8 6 4	120"
	Rowing machine	4	8	120"
	Hack squat	2 2 1	8 6 4	180"
	Fentes avant haltères	4	8	120"
	Obliques Machine	4	10	1'
	Banc à lombaires	3	15	30"
	Abdominaux	4	20	30"

CARDIO-TRAINING

Vélo	Palier 1	124 puls/min.	3 Minutes
	Palier 2	130 puls/min.	2 Minutes
	Palier 3	128 puls/min.	3 Minutes
	Palier 4	135puls/min.	2 Minutes
	Palier 5	132 puls/min.	3 Minutes
	Palier 6	140 puls/min.	2 Minutes
Rameur	Palier 1	132 puls/min.	3 Minutes
	Palier 2	140 puls/min.	12 Minutes

Dans ce programme en interval training, nous avons augmenté la durée des interval en passant de 3 à 5 mn pour les phases de travail à forte intensité.

Ce programme est de nouveau effectué pendant 6 à 8 semaines, puis une nouvelle évaluation est effectuée.

Pesée à la balance impédancemètre :

```
            TANITA
      Impédancemètre
           TBF-410
  Type Corporel      Standard
  Sexe                Féminin
  Age                 32
  Taille              177   cm
  Poids               83. 1kg
  IMC                 26. 5
  MB                6415    kJ
                    1633 kcal
  Résistance        534     ?
  % Graisse          36. 1%
  M. Grasse          30  0kg
  M. Maigre          53. 1kg
  M. Hydrique        37. 2kg
  Valeurs   idéales
  % Graisse           20-27%
  M. Grasse     13. 0-19. 2kg
```

En résumé :

Les différents programmes d'entraînement proposés à Samia lui ont permis de réduire son poids de presque 6 kg. C'est évidemment un travail de longue haleine. Il est donc important pour le thérapeute de motiver continuellement son patient, mais d'être également perpétuellement à son écoute, car la moindre déception peut entraîner un arrêt de la pratique.

Le pratiquant doit pouvoir visualiser ses progrets

L'activité physique combinée à un réglage alimentaire, ainsi que d'autres techniques complémentaires (psychologiques, énergétiques…), permet d'inscrire la démarche de perte de poids dans la durée.

HYDROLOGIE

C'est l'utilisation de l'eau sous toutes ses formes : chaude, froide, tiède, alternée, locale, générale, interne, externe, douche, bain, thalassothérapie, thermalisme, argile…

Dans l'approche naturopathique, les fonctions principales de l'eau, utilisée froide ou chaude, sont de débarrasser l'organisme de ses impuretés et de renforcer ses possibilités d'auto-guérison. L'eau a, en effet, d'excellentes capacités de **drainage** et de renforcement de la **force vitale** de l'individu.

Elle peut être utilisée en traitement externe sous forme de bains, douches, enveloppements, compresses, frictions, etc., ou en interne sous forme de boissons, gargarismes, inhalations, lavements, etc.

De plus, le fait qu'elle soit bien chaude lui donne une fonction dilatante, lui permettant de se diffuser aisément dans les tissus et d'étendre ainsi ses capacités à l'ensemble du corps (à l'inverse, le froid est astringent et provoque une contraction tissulaire).

C'est grâce à ces deux qualités majeures que l'eau peut être utilisée pour drainer les toxines et renforcer les différents systèmes corporels.

L'eau :
L'homme en étant lui-même constitué à environ 66%, l'eau ne peut être que la seule boisson qui lui soit naturelle.

Lors d'une réforme alimentaire il est nécessaire de boire régulièrement pour éliminer les toxines. Il est important que l'eau soit peu minéralisée, cela lui confère une faculté d'osmose par capillarité avec l'eau intracellulaire de notre organisme. A contrario, une eau très minéralisée perturbe ces échanges.

Le professeur Henri Schoeder, éminent scientifique, affirme que nous ne pouvons assimiler que 1% des minéraux contenus dans une eau minérale, le reste ne pouvant atteindre les cellule vivantes, et ne faisant qu'encrasser l'organisme.

Pourquoi ? Parce que seuls les plantes et micro-organismes (qui sont des autotrophes) peuvent assimiler directement les minéraux. Ils les transforment en minéraux organiques.

L'homme (qui fait partie des hétérotrophes), ne peut pas assimiler directement les minéraux, il faut que ceux-ci soient sous forme organique. Il pourra donc bénéficier des ces minéraux en mangeant des fruits, des céréales, des légumes.

Dès 1917, le Docteur Damoor a démontré que lorsque l'on perfuse un rein avec de l'eau chargée en minéraux, le rein gonfle et la membrane rénale se ferme. Par contre lorsque l'on perfuse ensuite de l'eau pure, le rein dégonfle et la membrane s'ouvre afin d'éliminer ces toxines.

Les eaux minérales ne sont intéressantes que lorsque l'on s'abreuve directement à la source. Car à ce moment là l'eau est riche en minéraux ionisés, ce qui lui confère un effet bénéfique pour l'organisme ce que l'on retrouve lors des cures thermales.

Par contre l'eau minérale mise en bouteille perd après quelques jours cette ionisation, qui transforme les minéraux en composés inertes pour ne pas dire « morts », donc à plus ou moins long terme, toxique pour le corps.

Le bain pour favoriser la détente :

C'est un bain qui se prépare avec 15 gouttes d'huile essentielle de lavandin (Lavandula burnatii super) et 5 gouttes d'huile essentielle d'orange douce (Citrus sinensis) dans une base pour bain que l'on mélange dans l'eau chaude du bain. C'est un bain apaisant, l'eau doit être chaude mais pas trop !

Le bain tonifiant :

Il se prépare avec 15 gouttes d'huile essentielle de romarin (Rosmarinus officinalis) et 5 gouttes d'huile essentielle d'ylang ylang sur une base pour bain.

Le bain favorisant la circulation :

Il sera constitué de 10 gouttes d'huile essentielle de cyprès (Cupressus sempervirens), 5 gouttes d'huile essentielle de genévrier (Juniperus communis) ainsi que 5 gouttes d'huile essentielle de citron (Citrus limonum) sur une base pour bain.

Les Bains Dérivatifs :

Cette technique découle d'une méthode popularisée par **Louis Kuhne** à travers son livre « La nouvelle science de guérir » il y a un peu plus de 100 ans.

Le fer de lance de cette méthode est **France Guillain**, qui propage la bonne parole à propos de ce bain simple à mettre en œuvre, naturel, et surtout peu coûteux!

- Quel est le principe du Bain Dérivatif ?

Il consiste à utiliser de l'eau froide (jamais glacée !) avec un gant de toilette et de se rafraîchir les partie génitales, en passant le tissus de haut vers le bas et ce pendant dix à vingt minutes. Cela peut sembler être une méthode un peu loufoque, mais sachez bien qu'elle était pratiquée depuis de très longues dates (parfois même incluse dans les religions), et que depuis, son efficacité n'est plus à démontrer et ce dans de nombreux domaines (dont la perte de poids !).

- Que se passe t'il donc au niveau physiologique ?

A chaque fois que notre ventre est chaud, après une digestion laborieuse, un stress, une activité physique importante, les molécules vont du centre du corps vers la périphérie de celui-ci. Un peu comme un ballon qui se dilate sous l'effet de la chaleur. Ainsi, tout ce qui peut être « excédentaire » ne peut s'éliminer, si tout va vers la périphérie. Comme je vous l'expliquais au début du livre, quand l'organisme ne peut plus brûler, ou éliminer les déchets l'activité journalière, il les dépose dans les tissus à des endroits où la circulation est peu active.

- Alors comment éliminer les graisses et autres déchets qui encombrent notre organisme ?

Jean Minaberry est médecin endocrinologue, diabétologue et nutritionniste à Bordeaux. Il à effectué de nombreuses recherches sur la nutrition et apporte quelques précisions.

117

Notre corps contient 3 sortes de graisses :

- les graisses brunes (ou fluides) qui devraient être majoritaires.
- Les graisses jaunes épaisses
- Les blanches, floconneuses qui deviendront des capitons !

Les graisses vont de l'intestin grêle jusqu'au côlon après avoir parcouru tout le corps. Quand le bol alimentaire arrive dans l'intestin grêle, il se divise en 3 parties : l'une part en selles, l'autre se diffuse au travers des capillaires sanguins, et la troisième dans le fascia. Un fascia est une membrane fibreuse qui recouvre ou enveloppe une structure anatomique. C'est un tissu conjonctif dense, très riche en fibres de collagène, qui constitue une sorte de gaine.

La fraîcheur entraîne la motilité du fascia et de l'intestin provoquant l'expulsion des selles et également le cheminement et le déplacement des graisses issues de la digestion. Ainsi le Bain Dérivatif peut être une bonne solution pour éliminer graisses superflues à condition de le pratiquer régulièrement. L'idéal serait 3 fois par semaines.

Si vous n'avez le temps d'effectuer ces bains, une autre solution est possible : *la poche de gel.*

Elle apporte une fraîcheur efficace au périnée, et permet d'obtenir des résultats très intéressant même s'il n'y a pas le phénomène de friction qui y est associé.

Elle peut s'installer comme une couche, sous nos vêtements, sans pour cela nous gêner dans nos activités journalières. A ce moment là, la durée de port de cette poche peut durer plusieurs heures. (Si vous voulez vous procurer ce genre de poche vous pouvez consulter le site Internet www.yokool.fr)

TECHNIQUES MANUELLES

Le massage bien-être (non médical) : Peut être proposé pour accompagner une perte de poids.

Il permet au patient de mieux se détendre, et d'avoir un rapport nouveau avec son propre corps. Une meilleure conscience de son schéma corporel s'instaure et grâce à cela, une meilleure acceptation de lui-même.

Cependant il ne pourra être proposé systématiquement, car c'est un massage à l'huile décontractant, de tout le corps, et bien souvent les patients ayant une relation conflictuelle avec leur corps, redoutent de l'exposer pratiquement nu au regard du praticien. Ce choix doit bien entendu être respecté.

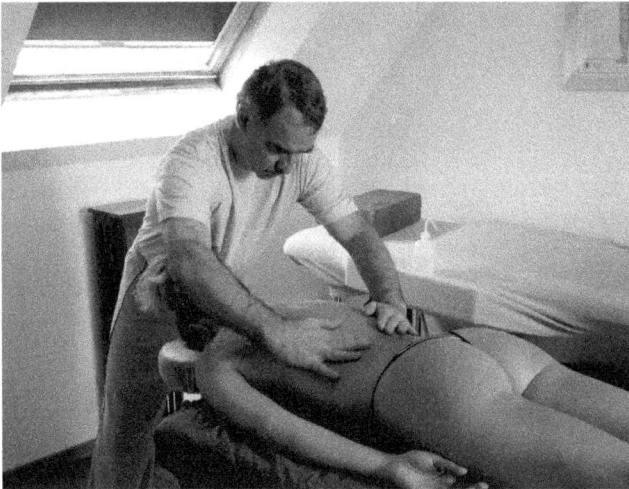

Le massage à d'abord une action mécanique. Les actions du massage améliorent l'irrigation sanguine des tissus et donc un meilleur approvisionnement des tissus en nutriments et en oxygène. Cet apport sanguin favorise l'élimination des déchets métaboliques accumulés dans les tissus entraînant une sensation de bien-être avec disparition de la fatigue.

Il a également un effet sur le système nerveux. Le corps est constitué de plus de 700.000 terminaisons nerveuses. Celles-ci sont souvent plus denses à certains endroits comme le visage, les mains et les pieds ; ceci explique pourquoi le massage de ces parties est particulièrement relaxant.

La peau ayant la même source embryonnaire que le cerveau on peut comprendre les effets du massage sur le psychisme.

Le rythme du massage est également important : plus le massage sera rapide, plus il sera dynamisant, excitant ! Plus il sera lent, plus il favorisera la relaxation et la détente physique et psychique.

Le drainage lymphatique : Aura une action drainante permettant d'évacuer par l'intermédiaire de la lymphe une grande quantité de déchets métabolique. Le praticien doit pour cela avoir été sérieusement formé (cette technique étant réservée en France aux kinésithérapeutes).

Le drainage lymphatique manuel est une technique de massage doux destinée à stimuler la circulation de la lymphe et à détoxiquer l'organisme, tout en renforçant le <u>système immunitaire</u>. Le drainage lymphatique manuel s'effectue avec les doigts et la paume des mains sur l'ensemble du corps, en suivant le sens de la circulation lymphatique et en variant la pression.

La lymphe est un liquide incolore qui circule dans les **vaisseaux lymphatiques** grâce aux contractions pulsées des muscles et des vaisseaux sanguins. Comme un système d'évacuation des déchets, elle draine les liquides excédentaires, les toxines et les débris cellulaires. Des **ganglions** situés le long les vaisseaux lymphatiques, en particulier aux plis de l'aine, sous les aisselles et de chaque côté du cou, permettent de filtrer la lymphe et d'éliminer les toxines et les débris qu'elle transporte.

Lorsque la circulation de la lymphe est déficiente, le corps peut s'affaiblir et s'intoxiquer, ce qui risque d'entraîner divers problèmes de santé : enflure des membres, vieillissement prématuré, cellulite, jambes lourdes, vergetures, etc.

Il existe deux méthodes principales en **drainage lymphatique manuel** :

1. La méthode **Vodder**

2. La méthode **Leduc**.

La pratique du Dr Emil Vodder remonte à 1932, année où il mit au point sa technique au moment où il cherchait un moyen de traiter les <u>sinusites</u> chroniques. Il l'a ensuite utilisée pour d'autres affections à des fins thérapeutiques et esthétiques.

La méthode du Dr Albert Leduc est issue des travaux de Vodder, mais utilise des manoeuvres un peu différentes. De plus, cette approche combine le drainage lymphatique manuel à l'utilisation d'appareils de pressothérapie. On enveloppe les jambes du patient dans de longues bottes gonflables reliées à un compresseur, ce qui permet d'exercer une pression déterminée à divers endroits.

TECHNIQUES REFLEXES

Les techniques réflexes sont nombreuses ; trois peuvent être intéressantes, dans le cadre d'un programme d'amaigrissement :

Le shiatsu : Technique Japonaise de digitopressure qui permet, par une action sur les méridiens d'acupuncture, de réguler les flux énergétiques.

Cette pratique peut être mieux acceptée car le patient peut rester habillé. La pression exercée par les pouces du praticien s'effectue directement sur le vêtement, à condition que le receveur soit vêtu de vêtements légers et /ou amples.

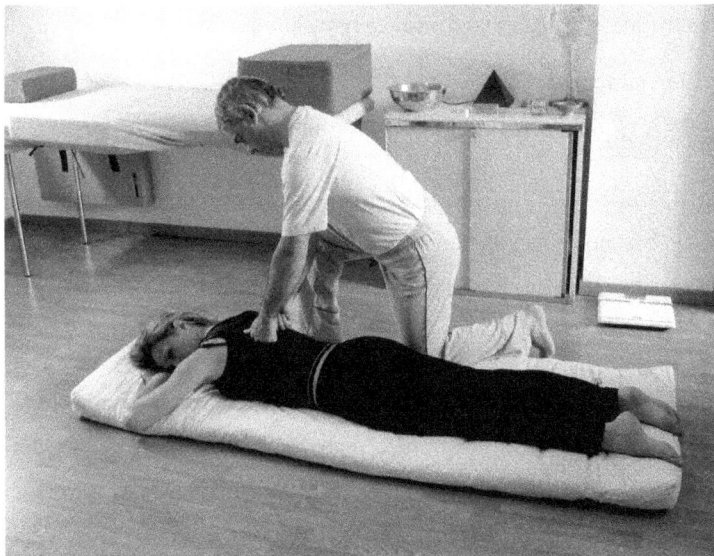

On pratiquera un shiatsu global (anma) traitant tous les méridiens, qui va relancer le cycle énergétique pendant 24 heures. L'effet de ce shiatsu va avoir une action énergétique pouvant libérer des fonctions ralenties par la surcharge pondérale du patient. Il y aura également une action sur le psychisme de la personne (effet de détente, bien-être psychologique, nouvelle perception de son schéma corporel).

LE SHIATSU « ANTI- POIDS »

Le shiatsu s'effectue au sol sur un tatami ou un futon. Le patient reste habillé (vêtements amples et confortables), il est d'abord allongé sur le ventre (Sur les dessins, le personnage est représenté nu pour mieux visualiser les zones concernées).
Il est si possible orienté tête face au Nord (Ou Nord-nord-est)

Le thérapeute (appelé Shiatsu-shi) se place à sa gauche en position de « chevalier servant ». Sa main droite se pose délicatement pour une prise de contact qui permet de sensibiliser le patient au toucher. Cette première prise de contact va permettre également au thérapeute de sentir l'état émotionnel du patient (corps contracté ou non, respiration rapide ou posée). L'écoute du rythme respiratoire est nécessaire au praticien pour harmoniser ses pressions. Il va agir à chaque fois sur l'expiration du patient.

Manœuvres d'étirements :
La main droite est donc placée en haut du dos du patient, la main gauche croisant sur celle-ci.
Le thérapeute va exercer des pressions, le long de la colonne vertébrale, jusqu'au coccyx, sur le temps d'expiration du receveur.

Il sera effectué 3 passages, en appuyant à chaque passage un peu plus fortement.

De manière poétique on dit « au premier passage je frappe à la porte, au deuxième passage je me présente, au dernier passage j'entre ».

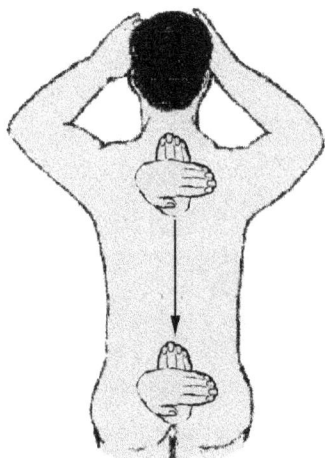

Ensuite la main gauche se place en haut du corps, à gauche en haut de l'épaule, pour maintenir le buste en place. La main droite va effectuer des pressions à l'opposé. Les deux mains vont descendre en même temps le long du buste, jusqu'aux fesses.

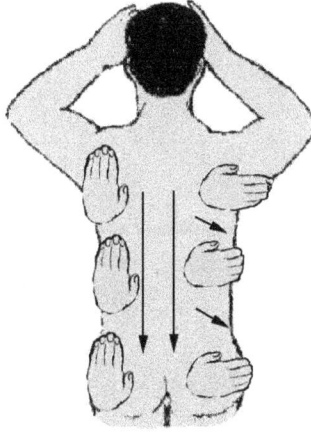

Pour finir le côté droit, la main gauche va se replacer au niveau de l'épaule et la main droite va s'orienter vers le bas sur la fesse droite, pour effectuer un étirement en diagonale.

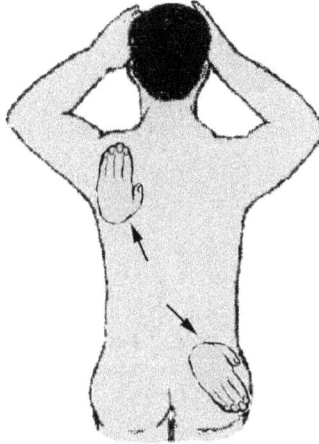

On effectuera 3 passages pour ces 2 enchaînements.

Même enchaînement à l'opposé :

Main droite en maintien, main gauche en pression.

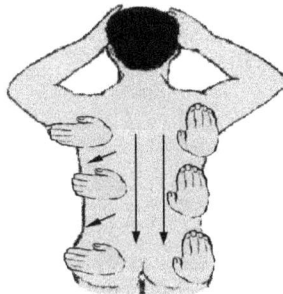

Etirement en diagonale, main droite à l'épaule, main gauche vers le bas sur la fesse gauche.

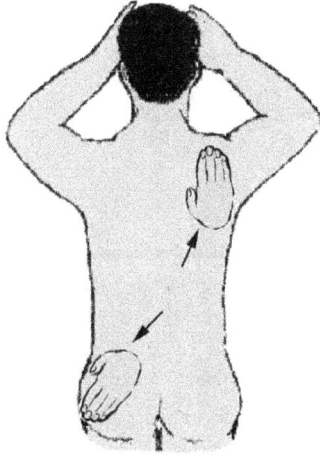

3 passages également pour ces 2 enchaînements.

Pour commencer la pression sur les méridiens nous commencerons toujours par les méridiens YANG.

Pression sur le méridien de la vessie:

3 passages sur la chaîne interne du méridien de la vessie qui se situe dans les gouttières para- vertébrales. La pression simultanée des deux pouces se fait en accord avec la respiration du patient.

Trois passages alternés sur la chaîne externe du méridien de la vessie

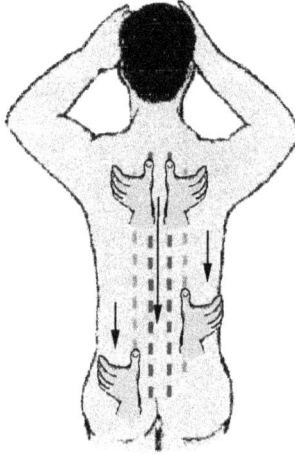

Intestin Grêle simultanés en, partant du coude vers le pli axillaire

Contour des omoplates ; trois passages alternés.

Sur le sacrum, trois passages en descendant par pression simultanée des deux pouces.

Points en ouverture simultanée sur les muscles fessiers. Trois passages en partant de l'intérieur vers l'extérieur, du haut des fessiers, puis passant par une ligne médiane, et enfin jusqu'à la ligne basse de la fin de ces muscles.

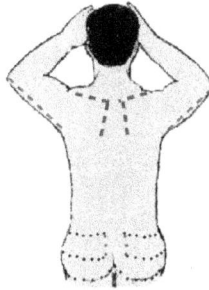

On continue les pressions en descendant jusqu'au début du creux poplité (à noter que pour respecter l'intimité du patient, c'est la main gauche qui se positionnera sur la cuisse gauche, par contre à partir du mollet, la main droite pourra prendre le relais). Le pouce va tourner 3 fois autour du creux poplité, puis continuer, suivant le tracé indiqué jusqu'au bord externe du pied, pour finir sur l'extrémité du 5ème orteil, en arrière de l'ongle.

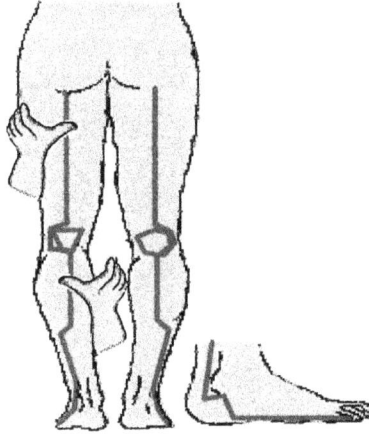

Vésicule biliaire : départ des pressions à partir de la hanche, pour aller jusqu'au genou. On saute l'articulation pour recommencer au niveau de la tête du péroné, on poursuit jusqu'à la cheville ; on saute la malléole pour se diriger entre le 4ème et le cinquième 5ème orteil et l'on fini en arrière du coin de l'ongle du 4ème orteil.

3 passages sur la jambe droite (méridien de la vessie et vésicule biliaire), 3 passages sur la jambe gauche (méridien de la vessie et vésicule biliaire).

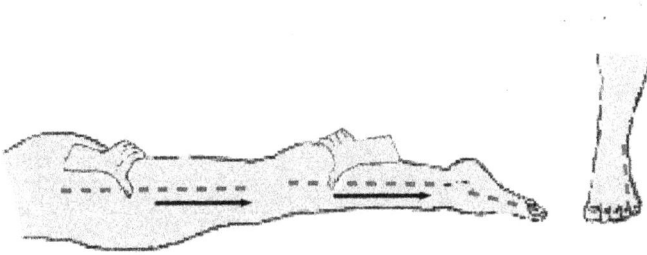

Placé derrière le patient, en position "du chevalier servant", on saisie un pied en plaçant la jambe en demi-flexion. On effectue des flexions-extensions de la cheville, combinées avec une légère flexion de jambe. Inclinaisons latérales du pied à droite et à gauche et pressions glissées sur le tendon d'Achille avec le pouce et l'index.

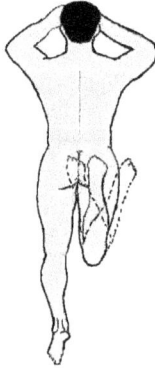

Shéma 2: Flexion de la jambe vers les fessiers, milieu, interne, externe.

Manipulation de la voûte plantaire en effectuant des mouvements d'ouverture et des fermetures.

Des pressions sont effectuées sur toute la plante des pieds, ainsi que des pressions glissées au niveau des métatarsiens.

Pression avec le pouce entre le gros orteil et le deuxième orteil (point du stress en réflexologie plantaire). 3 pressions de 7 secondes.

On décolle ensuite, légèrement la jambe du sol en faisant de petits ballottements pour maintenir une bonne décontraction de celle-ci.

On fléchit 3 fois la jambe sur la cuisse, en allant progressivement jusqu'aux fessiers (selon la souplesse propre au participant), en faisant une flexion centrée, une flexion externe et une flexion interne. On refait ces 3 flexions une deuxième fois (schéma 2).

On fait bien entendu les deux jambes.

On finit par une pression des paumes de mains sur les talons des deux jambes reposées au sol.

Après quelques minutes de décontractions, le sujet passe sur le dos.

Sur la jambe, le praticien va agir sur un méridien **YANG** (Estomac) et trois méridiens **YIN (Rate, Foie, Rein).**

Méridien de l'Estomac: Le shiatsu-shi est à genou, sur le côté du patient. La pression se fait avec la paume de la main et commence sur la partie la plus externe de la face interne de la cuisse, un peu au dessus de l'aine. On descend jusqu'au genou. On saute le genou pour reprendre les pressions avec l'éminence thénar ainsi que le pouce au niveau externe du tibia (tubérosité tibiale antérieure).On effectue une pression du pouce sur le 36 E (3 cun en dessus du 35 E à u travers de doigt de la crête tibiale antérieure).

On suit jusqu'au milieu de la cheville, puis du pied, milieu du coup de pied, et on continu pour aller entre le 2ème et le 3ème métatarsien pour finir au 2ème orteil, angle inguinal externe, au 45 Estomac. On massera doucement ce point, car il a une action sur les troubles digestifs, c'est en plus un point ting.

Le méridien YANG bénéficiera de trois passages

Méridien de la Rate, Méridien du Foie, Méridien du Rein: Le shiatsu-shi est perpendiculaire au sujet, en controlatéral (c'est-à-dire qu'étant par exemple à sa droite, il va agir sur la jambe gauche. Le patient lui, est sur le dos, une jambe repliée, le genou en ouverture, le pied appuyé au niveau du genou opposé.

On empaume le pied au niveau du gros orteil avec le pouce sur le 1 Rein, Puis on remonte par pressions successives jusqu'à l'aine.

Les méridiens YIN Bénéficieront de deux passages
On fait ces quatre méridiens sur la même jambe avant de changer de jambe.

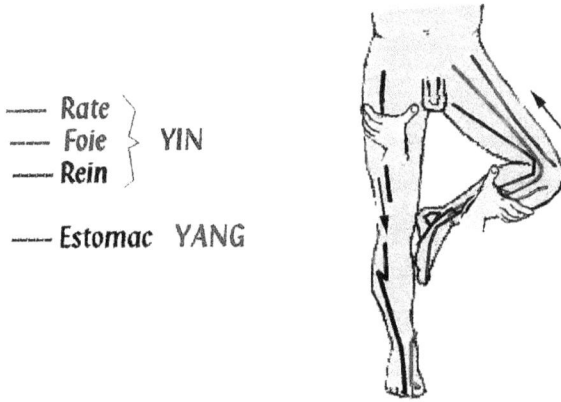

--- Rate
--- Foie } YIN
--- Rein

--- Estomac YANG

Les 3 YANG du haut:

Le méridien du Gros Intestin, le méridien Triple Réchauffeur, le méridien Intestin Grêle:

On commence par une pression sur le 1GI, on s'arrête au 4GI (Sur le milieu du 2ème métacarpien, côté radial au sommet de la saillie musculaire, quand on rapproche étroitement le pouce et l'index), pour relancer le Yang.

3 pressions progressives et maintenues 7 secondes chacune.
Puis avec le pouce l'index et le majeur on suit les trois méridiens jusqu'à l'épaule.

134

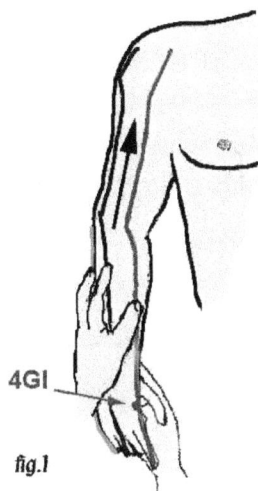

4GI

fig.1

2 méridiens YIN du haut:

Méridien du Poumon, méridien du Maître du coeur:

Les 2 mains de chaque côté du bras ; pression alternative les deux pousses en suivant le trajet des deux méridiens

Masser 5 C à 9 C, et 5 MC pour apaiser le cœur et calmer la force spirituelle du Shen.

5 C : à 1 cun du pli distal du poignet, tangent au tendon du fléchisseur cubital du carpe.

5 MC : à 3 cun du pli distal du poignet, entre le tendon du long palmaire et le tendon du fléchisseur du carpe.

Dans ce protocole on ne fera pas **le méridien du Coeur**. Le méridien du Coeur étantconsidéré comme "l'Empereur" on estime que l'on ne doit pas le "déranger". Si on doit s'adresser à lui il vaut mieux passer par l'intermédiaire de son Premier Ministre.

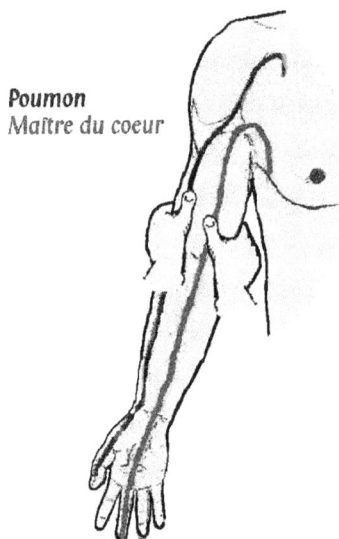

D'autres styles de Shiatsu agissent sur le méridien du Coeur.

Massage des mains et des poignets: De même que pour les pieds, on peut procéder par des ouvertures et des fermetures de la main. Massage de la paume et du dos de la main ainsi que des poignets.

Reconnaissance ou palpation ventrale:

Zone péri-ombilicale

- Mouvements de vagues avec les deux mains de chaque côté de l'ombilic (Figure 1)
- Mouvements de "pattes de chat" au dessus et au dessous de l'ombilic.(Figure 2)

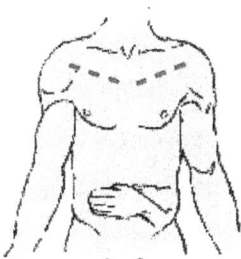

fig 1

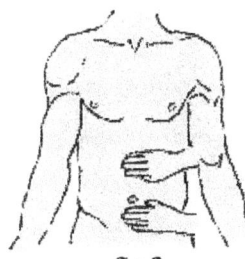

fig 2

-Transit intestinal (si constipation)

Pression des mains dans le sens des aiguilles d'une montre, et éventuellement dans l'autre sens.

Points sus-mamelonnaires : on exerce une pression forte en partant du centre, puis dégressive vers l'extérieur (voir pointillés figure 1). Trois passages ou plus selon la décontraction de la personne.

- Au milieu du sternum, entre les deux mamelons se trouve un point délicat.
On pose son doigt et on exerce une légère pression. C'est le 17 Vaisseaux Conception qui est le siège des affects (émotions quelles qu'elles soient).

Moxas : Les moxas sont des petits bâtons d'armoise dont on allume l'extrémité avec une flamme afin que la pointe en devienne rouge de chaleur. On approche cette source de chaleur, à quelques centimètres du point d'acupuncture à traiter, et l'on chauffe ce point jusqu'à ce que le patient ait presque une sensation de brûlure.

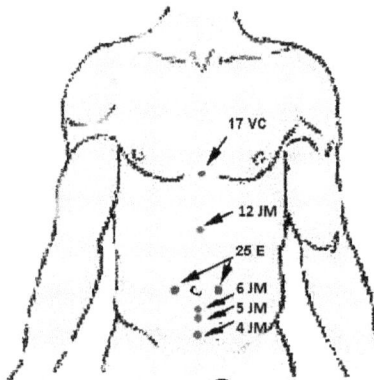

fig 3

Nous allons traiter de cette manière les points 4, 5, et 6 Jen Mo (ou vaisseau conception)

- **Le 4 Jen Mo : car il agit sur la fatigue générale, c'est un régulateur du réchauffeur intérieur, il fait remonter l'énergie innée.**
- **Le 5 Jen Mo : qui agit sur les douleurs au ventre. Ce point commande les 3 réchauffeurs, il facilite la circulation des liquides organiques et du Qi (ou Ki en Japonais).**
- **Le 6 Jen Mo : car il agit sur la fatigue générale, en renforçant le Qi de l'énergie acquise.**

Les deux points sont associés puisqu'ils sont à un demi-cun l'un de l'autre ; lors de la pratique de la moxibustion les deux points sont chauffés. Si ces deux points sont longs à réagir, cela sera dû naturellement à un épuisement de l'énergie rénale (6 JM) et à un manque de stabilité (5 JM). Si la personne, sur le plan psychologique, recherche un équilibre tant matériel qu'affectif, elle aura tendance à se disperser tout comme son énergie.

Nous traiterons également le 12 Jen mo et le 25 Estomac

- **Le 12 Jen Mo : Agit sur la fatigue nerveuse et les troubles gastriques (autrement dit, il agit sur ce que l'on n'a pas digéré aussi bien physiquement que psychologiquement !). Il a également une action sur le pancréas.**

Ce point est ne l'oublions pas, situé au niveau du plexus solaire. Une personne sur laquelle ce point est long à chauffer aura bien sur des incertitudes affectives, matérielles, mais principalement un manque de présence au niveau corporel ; elle risque d'avoir des régurgitations alimentaires, mais également une élimination brutale par les selles ou encore une stagnation dans le bol alimentaire (estomac-anorexie-boulimie). Cela impliquera une mauvaise transformation de l'aliment essentiellement due à une non acceptation des éléments vécus.

- **Le 25 Estomac : A une action sédative sur les troubles psychiques, les occlusions intestinales, et les diarrhées infantiles. C'est également un régulateur du gros intestin**

A la fin de la séance de moxa, on massera le ventre dans le sens des aiguilles d'une montre.

Pression sur le visage: Comme indiqué sur le dessin ci-dessous; trois passage pour chaque type de pointillés.

19) *Le visage:*

a) Niveau sourcils
3 passages

b) *des sourcils aux tempes*
3 passages

c) *Pressions sur le tour de l'oeil*
vers les tempes. 3 passages

d) *Pressions en partant de l'oeil*
et en allant vers l'extérieur
3 passages

e) *On part de l'aile du nez et on*
redescend en diagonal, en passant
de chaque côté de la bouche
pour finir de chaque coté du menton.
3 passages

f) Pressions au niveau du menton et en passant sous la bouche
3 passages

g) *Pression sous le menton avec la pulpe des doigts*

On termine par des pressions glissées sur le front.

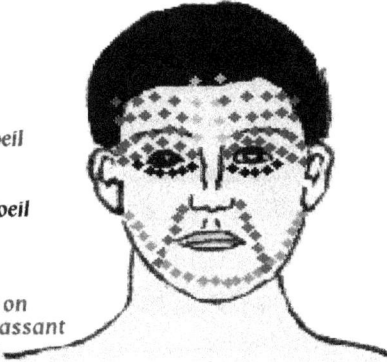

Possibilité d'effectuer une pression du pouce sur le 20 VG, 3 pressions progressives et maintenues 7 secondes chacune

Le shiatsu-shi aide le patient à se redresser et s'assoire en tailleur.

Action sur la nuque: Le shiatsu-shi se trouve derrière le patient, perpendiculairement à celui-ci, un genou dressé pour maintenir le dos du patient. Il maintient le front du sujet avec la paumes d'une de ses mains et l'autre se place au niveau de la région occipitale, deux doigts au niveau de la nuque vont masser les point 10 Vessie, et 20 VB à la base du crâne. Massage de la nuque par de petits mouvements de la pulpe des doigts. Léger massage par positionnement des doigts sur le cuir chevelu, en déplaçant lentement la peau du cuir chevelu. On positionnera plusieurs fois les doigts à différents endroits

On termine par un balayage des trapèzes.

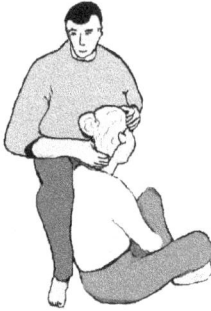

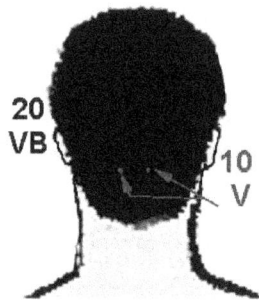

La réflexologie plantaire : Technique réflexe de pressions sur la plante des pieds.

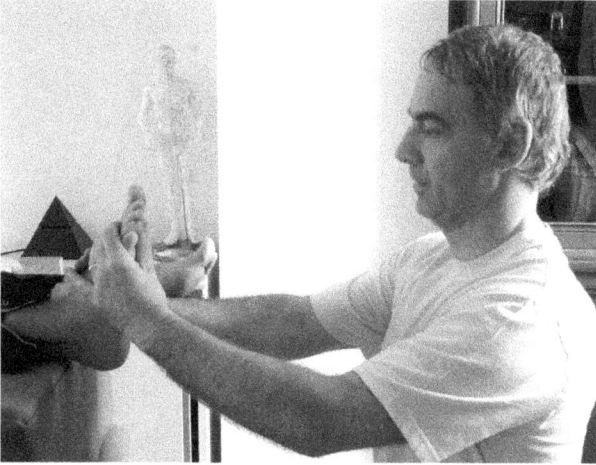

PROTOCOLE SIMPLIFIE DE REFLEXOLOGIE ANTI-POIDS ANTI-ÂGE

Ce protocole à été conçu par DAVID TRAN, Réflexologue (voir livre en bibliographie, à la fin de l'ouvrage).

PIED GAUCHE

1. Les malléoles (Massage avec les pouces autour des malléoles)
2. Ascension du Dragon (Voir figure 1. Massage de la plante des pieds en faisant un mouvement en éventail avec les pouces)
3. Le va et vient (Une main de chaque côté du pied. Mouvement de va et vient des mains pour le secouer)
4. Le pétrissage (Pressions de la plante de pied sur le poing fermé)

5. Etirement des orteils (Voir figure 2. Prise des orteils entre les doigts ; petits mouvements circulaires avec étirement sur la fin de mouvement)

6. Sinus frontaux - Cerveaux-Epiphyse => Hypothalamus => hypophyse

7. La boule du stress

8. Vessie - Uretères - Reins => Surrénales => SSR

9. Estomac - Duodénum + Pancréas => Rate => Plexus hypogastrique

=> Ascension du Dragon

10. Le va et vient

11. Le pétrissage

12. La colonne vertébrale (Aller et Retour)

13. La torsion spinale

PIED DROIT

14. Les malléoles

15. Ascension du Dragon

16. Le va et vient

17. Le pétrissage

18. Etirement des orteils

19. Sinus frontaux - Cerveaux-Epiphyse => Hypothalamus => hypophyse

20. La boule du stress

21. Vessie - Uretères - Reins => Surrénales => SSR

22. Estomac - Duodénum + Pancréas => Foie + Vésicule biliaire

=> Plexus hypogastrique => Ascension du Dragon

23. Le va et vient

24. Le pétrissage

25. La colonne vertébrale (Aller et Retour)

26. La torsion spinale

27. La relaxation spirituelle

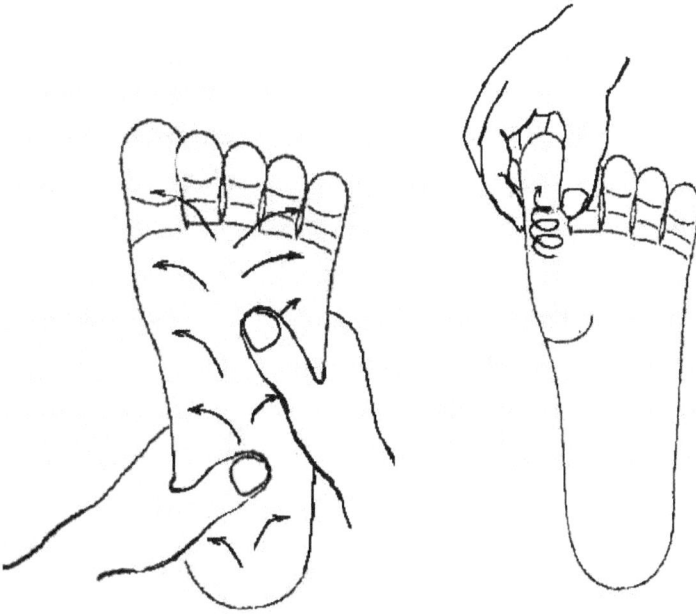

Figure1   **Figure2**

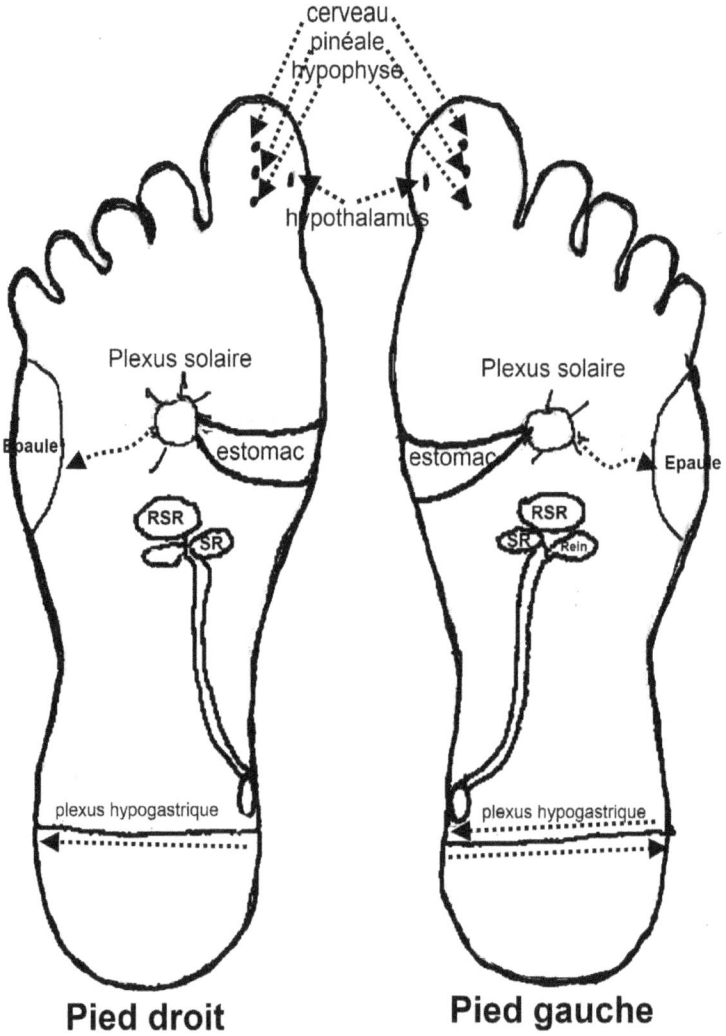

cerveau
pinéale
hypophyse

hypothalamus

Plexus solaire   Plexus solaire

Epaule   estomac   estomac   Epaule

RSR   RSR
SR   SR   Rein

plexus hypogastrique   plexus hypogastrique

Pied droit   **Pied gauche**

146

L'auriculothérapie : Technique réflexe consistant à traiter certaines pathologies en appliquant des aiguilles, des punaises, des aimants ou des graines de sésame, sur des zones précises de l'oreille, correspondant aux organes, ou à une fonction du corps humain.

Pour la boulimie, on traitera les zones suivantes:

- 1 Matière grise
- 2 Shen Men
- 3 Occiput
- 4 Vertex
- 5 Point de la faim
- 6 Front
- 7 Bouche

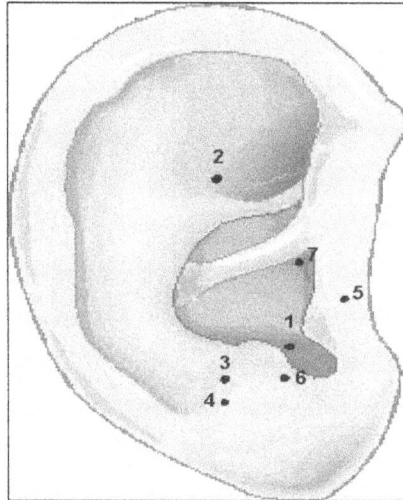

Pour l'obésité, on traitera les zones suivantes:

- 1 Surrénales

- 2 Shen Men

- 3 Rein

- 4 Point de la soif

- 5 Matière grise

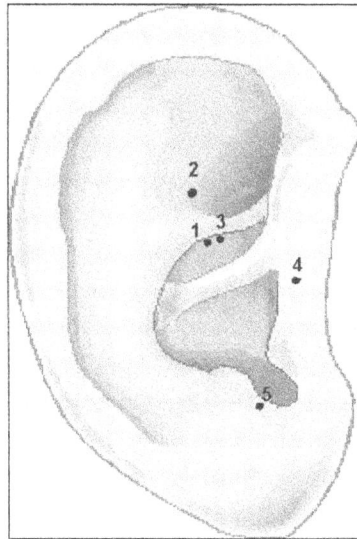

TECHNIQUES RESPIRATOIRES

Si le praticien est formé à cet effet, il peut guider le patient sur différentes techniques:

-Yoga, pour le travail respiratoire avec la perception du flux d'air à différents niveaux: abdominal, thoracique, sous-claviaire.

- Aïki taïso, comme gymnastique servant d'échauffement à la pratique de l'Aïkido, qui s'oriente vers un travail gestuel, de déplacements empruntés aux techniques guerrières. Cela permet un bon travail respiratoire, avec une recherche de développement du KI (ou QI en chinois), par un travail de stabilité du hara (seika tanden).

- Koho-Goshin Taïso: Gymnastique énergétique Japonaise alliant des mouvements en relation avec les méridiens d'acupuncture, avec une respiration adaptée: Expiration sur les méridiens Yin, et inspiration sur les méridiens Yang, en respectant le rythme circadien des méridiens: Poumon, Gros Intestin, Estomac, Rate pancréas...

La liste n'est bien entendue pas exhaustive!

Toutes ces techniques permettent d'avoir une meilleure conscience de son schéma corporel, de son équilibre. En même temps agir sur son corps par la pratique corporelle permet d'agir également sur le psychisme de l'individu. On a souvent vu des personnes timides, effacées, ayant une posture physique voûtée, recroquevillée sur elles-mêmes, des tenus vestimentaires sombres, changer du tout au tout après quelques années de pratiques physiques. L'attitude avait changé : un port de buste droit, le regard franc, des habits de couleurs.

Le Bol d'Air Jacquier

Le Bol d'Air Jacquier, comme son nom l'indique a été mis au point par René Jacquier, en 1947. René Jacquier, ingénieur chimiste de formation, propose à cette date, une explication sur le processus thérapeutique du voyage en avion contre la coqueluche. Sa méthode est théorisée sous le nom d'Oxygénothérapie.

Il a donc mis au point la technique et l'appareillage du "Bol d'Air Jacquier", une machine combinant un arc électrique et un diffuseur d'huiles essentielles de pin. Cette machine est actuellement fabriquée et commercialisée par la société Holiste.

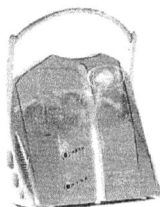

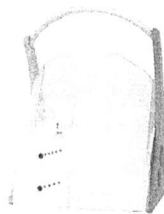

Bol d'Air® Tonic® Ambre   Bol d'Air® Tonic® Indigo   Bol d'Air® Tonic® Glass

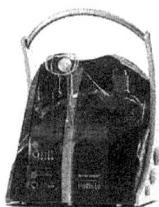

Le Bol d'Air Jacquier peut intervenir dans des cas aussi courant que la fatigue générale, le mal-être, la morosité ou la perte de vitalité, il intervient aussi dans les problèmes respiratoires.

Il permet une meilleure assimilation et une meilleure élimination. Il apporte une réponse naturelle et adaptée aux besoins vitaux de notre santé. En nous faisant inhaler des catalyseurs d'oxygénation (huile essentielle de térébenthine naturelle, chémotypée Alpha-pinène, sans Delta3-carène), le Bol d'Air Jacquier vient corriger les dysfonctionnements liés à notre mode de vie. Il est utile dans tous les cas de sous-oxygénation chronique.

Il ne s'agit pas d'un médicament ni d'un traitement spécifique, mais son action particulièrement intéressante sur l'état général, sur la protection de la cellule par rapport aux radicaux libres. Permettant une meilleure oxygénation à tous les niveaux de l'organisme, cette méthode génère des résultats importants dans des domaines extrêmement divers. Concrètement, il faut s'asseoir devant l'appareil et respirer à 10 cm de la corolle. Les inhalations durent de **3 à 15 minutes**; elles peuvent se faire **une ou plusieurs fois par jour**, tous les jours (comme hygiène de vie quotidienne) ou sous forme de cure d'une dizaine de jours plusieurs fois dans l'année. Tout le monde, à tout âge, peut en bénéficier.

Maladies métaboliques de type obésité et évaluation des effets du Bol d'Air Jacquier :

Des études ont été menées en Italie, par le professeur Paolo De Cristofaro et son équipe de chercheurs, sur les maladies métaboliques de type obésité.

Le but de ces études sont de mettre en évidence la relation entre les maladies de type obésité et la fonction respiratoire.

Des patients obèses sont randomisés en deux groupes, l'un utilisant le Bol d'Air Jacquier et l'autre servant de témoin.

Leurs dépenses énergétiques au repos, quotient respiratoire, masses maigres brachiales, VO2, VCO2 (par calorimétrie indirecte), ainsi que les indicateurs anthropométriques, sont évalués au départ de l'expérience et après deux mois de traitement.

PREMIÈRE ÉTUDE

80 femmes, dont l'âge varie entre 11 et 72 ans sont réparties en deux groupes harmonisés en âges, IMC (indice de masse corporel) et surface de masse maigre.

CARACTÉRISTIQUE DES SUJETS EN DÉBUT D'EXPÉRIENCE		
GOUPES	A	B
	Avec BAJ®	Sans BAJ®
Ages (ans)	29,8 + ou -14,4	27,6 + ou – 9,7
IMC (kg/m2)	25,5 + ou -7,8	24,1 + ou – 7,5
Masse maigre bras (cm2)	37,6 + ou – 11,5	37,2 + ou – 11,1
Masse maigre jambes (cm2)	171,8 + ou – 47,0	165,2 + ou – 43,7
Dépense énergétique au repos (kcal/jour)	1227,6 + ou – 291,7	1230,7 + ou – 308,3
Dépense énergétique contrôlée (kcal/jour)	1261,3 + ou – 311,0	1241,4 + ou – 283,8
Quotient respiratoire basal	0,96 + ou – 0,12	0,94 + ou – 0,11
Quotient respiratoire contrôlé	0,86 + ou – 0,08	0,88 + ou – 0,11

Les traitements sont les mêmes, sauf au niveau de la respiration :

- Le groupe A, composé de 40 personnes, est soumis à l'oxygénation biocatalytique du Bol d'Air Jacquier®, 6 minutes, 3 à 5 fois par semaine, pendant 2 mois.
- Le groupe B, également composé de 40 personnes, servant de témoins en effectuant des respirations simples de l'air ambiant pendant le même temps.

RÉSULTAT 1 DE L'EXPÉRIENCE.

Le δ RRE (= la différence de la dépense énergétique au repos entre le début et la fin de l'expérience) est plus élevées pour le groupe A (33,69 + ou –91,84 kcal/jour) que dans le groupe B (10,66 + ou – 85,19 kcal/jour), mais sans signification statistique.

La valeur moyenne de Delta- QR (différence de QR après les tests réalisés) sur le groupe A (-0,10 + ou – 0,10) est significativement plus basse que pour le groupe B (-0,05 + ou – 0,12) – p = 0,05.

Le δ RRE (= la différence de la dépense énergétique au repos entre le début et la fin de l'expérience) du groupe A présente une corrélation négative significative (r = -0,39) avec le δ RQ (= différence de quotient respiratoire entre le début et la fin de l'expérience).

RÉSULTAT 2 DE L'EXPÉRIENCE.

Dans cette deuxième partie de l'étude, on forme deux sous-groupes (A1 et B1), comprenant respectivement 21 et 22 sujets, homogénéisés par IMC, âge et masse maigre (FFM).

Leurs IMC varient entre 18,5 et 29,9 ; ce sont donc des sujets allant de la maigreur au surpoids, mais ne présentant pas d'obésité sévère.

Les analyses statistiques du groupes A1 (ceux qui ont utilisés le Bol d'Air®, mettent en évidence :
-   un accroissement significatif du volume d'oxygène consommé (VO2) ;
-   une réduction du quotient respiratoire (p = 0,01) ;

153

- une corrélation très significative entre la différence de quotient respiratoire entre le début et la fin de l'expérience et la différence de volume CO2 rejeté, toujours entre le début et la fin de l'expérience (δ RQ et δ CO2- r = 0,77 ; p=0,0001).

Cette étude démontre l'efficacité significative et immédiate du Bol d'Air Jacquier® pour les sujets en bonnes conditions respiratoires.

Elle permet également de mettre en évidence des réponses différentes selon que les patients sont anorexiques ou présentent une obésité sévère. *Le Bol d'Air Jacquier® semble être particulièrement favorable aux personnes présentant un IMC important.*

DEUXIÈME ÉTUDE :

Condition de l'expérience :

L'étude a été menée sur un groupe de 16 malades (14 femmes et 2 hommes), âgés de 45,1 + ou – 7,7 ans, présentant un surpoids ou une obésité marquée, et dont l'anamnèse révèle l'existence de nombreux et ruineux traitements pour l'obésité, sans résultats satisfaisants. Les IMC sont de 36,6 + ou – 10,3 et les quotients respiratoires de 0,97 + ou – 0,09.

Ces patients ont accepté de suivre le programme pluridisciplinaire intégré du Centre, prenant en compte les aspects médicaux, psychologiques et diététiques :
- le programme nutritionnel comprend un déficit calorique d'environ 500 kcal et les nutriments se répartissent dans l'alimentation sous la forme de protéines =15%, lipides = 25%, glucides = 60% ;

- au niveau du suivi médicamenteux, 7 patients suivaient aussi un traitement pharmacologique avec de l'Orlisat* (1 comprimé avant le repas du soir), 3 patients suivaient un traitement avec du reboxetina** (4 mg avant le petit déjeuner) et 1 patiente suivait en traitement du Sibutrana*** (10mg avant le petit déjeuner) ;
- les patient bénéficiaient de 9 minutes de Bol d'Air Jacquier® par jour, de 3 à 5 fois par semaines, pendant 2 mois.

*Oristat : médicament délivré uniquement sur ordonnance médicale et nécessitant un suivi médical. Il est prescrit pour les patients présentant un IMC supérieur à26. Son rôle est d'inhiber les lipases intestinales, enzymes impliquées dans la digestion des graisses. Cette inhibition permet de diminuer l'absorption des triglycérides alimentaires. Le principal effet secondaire est l'apparition de flatulences et de suintement anaux.

Reboxetin : anti-dépresseur, indiqué pour le traitement de la maladie dépressive et pour maintenir l'amélioration clinique des patients réagissant au début du traitement. Il nécessite une surveillance médicale, et il peut être à l'origine d'épisodes convulsifs. Il est incompatible avec la prise de molécules type MAO, et avec des personnes présentant des problèmes urinaires et un glaucome. Il est particulièrement nécessaire d'exercer une surveillance étroite des personnes maniaco-dépressives et victimes de troubles bipolaires, avec risque de tentatives de suicide. Autre effet secondaire : hypotension orthostatique.

***Sibutramina** : médicament anorexigène, appartenant à une nouvelle classe de molécules agissant comme inhibiteur de la recapture de la sérotonine et de la noradrénaline. Il a pour propriété de renforcer la sensation de satiété et diminue donc le désir de s'alimenter. Des autorisations de mise sur le marché ont été déposées en France et en Allemagne. Les effets secondaires sont nombreux : augmentation du rythme cardiaque ; augmentation de la pression artérielle ; Important potentiel d'interaction avec les médicaments qui affectent le cytochrome P 450. Les contre-indications (maladie coronarienne, insuffisance cardiaque congestive ou PA supérieur à 145/90 mm Hg) sont fréquemment présentes chez les patients obèses, ce qui complique singulièrement la prescription.

RÉSULTATS

Après traitement, les sujets testés montrent :

- une diminution moyenne de poids de 4,1 + ou – 2,5 kg ;
- une diminution significative de leur quotient respiratoire ($p = 0,0001$) ;
- une augmentation de la VO2 ;
- une corrélation positive entre l'augmentation de la surface des muscles du bras et la VO2 ($r = 0,69$ $p = 0,003$)

TROISIÈME ÉTUDE :

L'étude concerne 12 patients obèses parfaitement homogènes en sexe, âge et taille (IMC > 30), suivant tous le programme pluridisciplinaire intégré du Centre. Ce groupe, appelé groupe A, respirait les terpènes peroxydés du Bol d'Air Jacquier® 9 minutes par jour, 3 à 5 fois par semaine, pendant deux mois. Ces malades présentent tous un tableau clinique sévère, avec de nombreuses récidives et/ou échecs aux précédents traitements.

Ces patients sont comparés à un groupe témoins B harmonisé avec le groupe A, mais présentant un tableau clinique moins sévère.

RÉSULTATS :

Après deux mois de traitement :
- les deux groupes A et B perdent la même masse ;
- une production significative du quotient respiratoire pour le groupe A, avec Bol d'Air Jacquier® (p =0,03) ;

DONNÉES DE DÉPART	GROUPE A avec BAJ	GROUPE B Témoin
Masse maigre (en cm2)	52, 6 + ou – 12,4	63,0 + ou – 16,5
Quotient respiratoire	0,99 + ou – 0,18	0,87 + ou – 0,09
Ml/O2/kg	2,11 + ou – 0,3	2,41 + ou – 0,3

- Le quotient respiratoire reste à peu près stable pour le groupe témoin ;
- L'augmentation de la masse maigre est plus significative pour le groupe A que pour le groupe B (p = 0,04).

	MASSE MAIGRE	
P= 0,04	GROUPE A avec BAJ	GROUPE B TÉMOINS
AVANT	52,6 + ou – 12,4	63,0 + ou – 16,5
APRÈS	57,5 + ou – 9,0	62,4 + ou – 15,0

INTERPRÉTATION ET DISCUSSION

Le traitement classique de l'obésité s'oriente toujours vers une valorisation du suivi et une amélioration des indicateurs plutôt qu'à la simple perte de poids.

Dans la littérature, nous trouvons que le traitement diététique de l'obésité permet effectivement une baisse de poids, mais qu'il s'accompagne d'une baisse de la demande énergétique au repos, de la diminution de la masse maigre et de l'augmentation du quotient respiratoire.

L'importance du quotient respiratoire représente le rapport de la quantité de CO_2 rejeté et le volume d'O_2 absorbé pendant un temps donné. Il donne surtout des informations sur la nature des substrats utilisés pour obtenir de l'énergie :

- 1 g de glucose utilise 0,8 l d'O_2 et donne 0,8 l de CO_2. Le quotient respiratoire pour le glucose est donc de 1 ;
- 1 g de protéines utilise 0,97 l d'O_2 et donne 0,78 l de CO_2. Le quotient respiratoire pour les protéines est donc de 0,8 ;
- 1 g de lipides utilise 2 l d'O_2 et donne 1,4 l de CO_2. Le quotient respiratoire des graisses est donc de 0,7.

En condition de sous oxygénation, le substrat le plus facile à brûler est le glucose. Donc plus une personne sera obèse, plus elle sera en état d'hypoxie et plus son quotient respiratoire sera élevé. Les sucres alimentaires seront donc utilisés en priorité par les cellules asphyxiées, et pas la réserve lipidique. Une faible valeur de ce quotient constituera par ailleurs un facteur de risque de prise de poids.

Inversement, plus les cellules auront de l'oxygène à disposition, et plus elles seront aptes à brûler des graisses : une diminution du quotient respiratoire indique une meilleure relance du métabolisme et permet d'envisager la reprise de poids et la spirale infernale des kilos « yoyo ».

Pour les patients obèses ayant suivi la respiration biocatalytique pendant deux mois, en parité de traitement et de résultat pondéral avec les groupes témoins, nous obtenons une baisse de ce quotient respiratoire, ce qui n'est pas le cas pour les groupes contrôles.

Le pronostic de guérison est donc meilleur pour les patients respirant les terpènes peroxydés du Bol d'Air Jacquier®, grâce à une meilleure biodisponibilité de l'oxygène tissulaire et à la capacité d'utilisation des lipides stockés.

L'importance de la masse maigre :

Les données de la littérature montrent qu'environ 40 à 50% des dépenses énergétiques au repos (REE) dépendent des variations métaboliques du tissu musculaire.

Il existe plusieurs relations entre la consommation en oxygène et le métabolisme musculaire :
- la consommation d'oxygène est en corrélation avec le volume musculaire ;
- le quotient respiratoire est en corrélation négative avec l'enzyme clef du métabolisme oxydatif des graisses dans les muscles, l'α-hydrosyl coA deshydrogénase ;
- une oxydation lipidique majeure dans le muscle squelettique s'accompagne d'une oxydation lipidique sur l'organisme entier car le muscle est le siège de l'oxydation des différents types de substrats ;
- les personnes ayant une distribution viscérale du gras corporel, en plus d'avoir des cellules musculaires agrandies, montrent une diminution du pourcentage de

mitochondries, avec perte du potentiel métabolique oxydatif, du fait d'une augmentation de la distance entre le cytosol cellulaire et le compartiment sanguin, et du fait d'une carence relative des membranes mitochondriales au sein des quelles les substrats sont plus solubles pour l'oxygène.

Au niveau du muscle strié lui-même, on reconnaît deux grands types de fibres :

- type I, à contraction lente, avec fonction oxydative, génétiquement déterminée ;
- types II, à contraction rapide, avec deux sou-types :

  - fibre de type II a présentant une fonction oxydative ;
  - fibre de type II b présentant une fonction glycolytique. Ces fibres possèdent peu de mitochondries et une sensibilité faible à l'insuline.

Si l'activité physique régulière et l'amaigrissement provoquent la « reconversion » des fibres II b en fibres II a, un taux de VO2 max bas provoque l'augmentation des fibres musculaires type II b, du gras viscéral, de l'insulino-résistance et de ses conséquences, même en présence d'une personne de poids normal.

Uniquement pour les patients obèses ayant suivi la respiration biocatalytique pendant deux mois, en parité de traitement et de résultat pondéral avec les groupes témoins, il est relevé une augmentation de la VO2 et une corrélation significative entre les deux.

Ces résultats confirment la relance métabolique et la qualité de l'amaigrissement pour les patients bénéficiant du Bol d'Air Jacquier®.

CONCLUSION :

Au contraire des résultats obtenu par les méthodes classiques d'amaigrissement, les patients obèses bénéficiant de l'usage des appareils Bol d'air Jaquier®, en parité de traitement et de résultat pondéral avec des groupes contrôles, obtiennent une augmentation non significative de la dépense énergétique au repos (RRE), une augmentation de leur masse maigre et une baisse du quotient respiratoire.

De telles données expriment la qualité de l'amaigrissement et l'efficacité de la relance métabolique des patients. Le pronostic de guérison est meilleur, la motivation et le bien-être du patient également, pendant toute la durée du traitement.

PLANTES

Les plantes ont bien entendu leur mot à dire soit sous forme de tisanes, de compléments alimentaires, ou d'huiles essentielles.

Phytothérapie :

On trouve des plantes qui sont couremment associées à une cure d'amaigrissement :

Le Fumeterre et le *Radis noir* stimulent la sécression de la bile et drainent le foie.

La Bardane, *l'Aubier de tilleul* et le *pissenlit* favorisent l'élimination.

Le Bouleau et *la Bruyère* facilitent l'expulsion des déchets rénaux.

La Gentiane et *la Canelle* assistent l'activité de l'estomac.

La Rhubarbe et *la Chicorée* agissent sur le transit intestinal.

Le Fucus et la Reine des Prés permettent de lutter contre la cellulite.

Le Romarin permet de réguler le taux de cholestérol.

Le Nopal réduit le taux de cholestérol, de triglicérides et de glucose sanguin tout en stimulant le transit intestinal pour l'élimination des graisses alimentaires.

Des algues marines comme *la Spiruline* interviennent dans le régime amincissant ; sa teneur en chrome agit sur l'équilibre glucidique.

Il est bien entendu nécessaire de consulter un naturopathe pour une utilisation judicieuse de ces plantes.

Les huiles essentielles (H.E.) :

De par leurs principes actifs inégalés, les huiles essentielles peuvent également jouer un rôle d'accompagnement dans la perte de poids.

Les essences obtenues par distillation de différentes parties de plantes (fleurs, feuilles, racines, bulbes, bois, écorces…) proposeront différents moyens d'action :

Action sur les troubles digestifs et la régulation de l'appétit :

- **L'estragon (Artémisia dracunculus)**

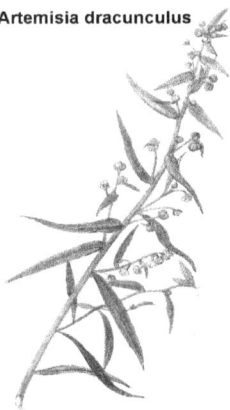

Cette huile essentielle est antispasmodique (elle agit sur la digestion, les problèmes d'aérophagie, le hoquet), antiallergique et joue un rôle positif dans les troubles neuro-végetatifs.

Ses principaux constituants biochimiques sont :

Phénols méthyl éther : méthyl-chavicol (79.57%), méthyl-eugénol (0.52%)

Monoterpènes : (Z)-béta-ocimène (7.30%), (E)-béta-ocimène (5.26%), limonène (4.21%), alpha-pinène (0.59%), para-cymène (0.33%)

Sesquiterpènes : béta-caryophyllène (0.47%)

La posologie sera de 2 gouttes d'H.E. sur un comprimé neutre après les repas.

- **Camomille noble (Camaemelum nobile)**

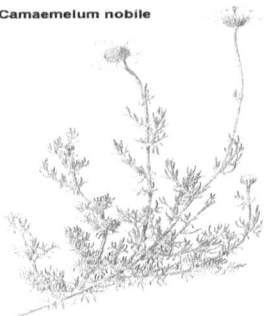

Elle est anti-inflammatoire, antiallergique, antispasmodique, et tonique de l'appareil digestif.

Ses principaux constituants biochimiques sont :

Monoterpènes : alpha-pinène (2.44%), camphène (0.42%), limonène (0.24%), béta-pinène (0.21%), sabinène (0.15%)

164

Monoterpénols : (E)-pinocarvéol (4.66%), bornéol (0.17%)

Esters aliphatiques : angélate d'isobutyle (35.15%), angélate d'isoamyle (16.27%), angélate de méthallyle (8.71%), isobutanoate d'isobutyle (5.14%), angélate de 2-méthylbutyle (4.46%), isobutanoate de 3-méthylbutyle (2.77%), angélate de propyle (1.52%), méthacrylate d'isobutyle (1.48%), angélate de 2-méthyl-2-butény le (1.13%), angélate de butyle (0.82%), 2-méthylbutanoate d'isobutyle (0.79%), tiglate d'isobutyle (0.49%), 2-méthyl-butanoate de 2-méthylpentyle (0.53%), isobutanoate de 2-méthylbutyle (0.34%), 2-méthyl-butyrate de 2-méthylbutyle (0.42%)

Cétones : pinocarvone (3.39%), cis-pinocamphone (0.36%)

On l'utilise sur un comprimé neutre à raison de 2 gouttes d'H.E. deux fois par jour, ou diluées dans une cuillérée à soupe de miel d'acacia.

- *Basilic exotique (Ocimum basilicum)*

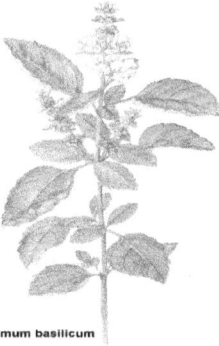

Ocimum basilicum

Elle calme les spasmes gastro-intestinaux, et elle a un aspect sédatif et calmant.

Ses principaux constituants biochimiques sont:

Monoterpènes : (E)-béta-ocimène (0.18%)

Phénols méthyl éthers : méthyl-chavicol (71.89%)

Oxydes terpéniques : 1,8-cinéole (0.28%)

Monoterpénols : linalol (19.72%)

Sesquiterpènes : (E)-alpha-bisabolène (1.92%), (E)-alpha-bergamotène (0.76%), germacrène-D (0.72%), béta-caryophyllène (0.59%), alpha-humulène (0.24%)

Aldéhydes : géranial (0.87%), néral (0.69%)

On l'utilise en 2 oléocapsules, ou 2 gouttes sur un comprimé neutre après les repas.

- *Citron (Citrus limomum)*

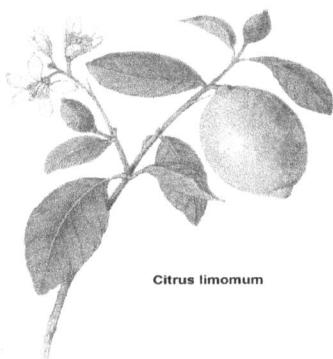

Citrus limomum

C'est un tonique nerveux et un fluidifiant sanguin. Il a également une action sur la cellulite, les varices, et lutte contre la somnolence après les repas.

Ses principaux constituants biochimiques sont:

- *Chromatographie phase gaz du lot KE292 :*

Monoterpènes : **limonène (67.90%),** béta-pinène (11.66 %), gamma-terpinène (8.13%), sabinène (1.91%), alpha-pinène (1.77 %), myrcène (1.38%), terpinolène (0.35%)

Monoterpénols : linalol (0.02%)

Aldéhydes terpéniques : géranial (1.96%), néral (1.17%),

- *Chromatographie phase gaz du lot LE325 :*

Monoterpènes : **limonène (69.77%),** béta-pinène (12.26%), gamma-terpinène (6.90%), alpha-pinène (1.81%), sabinène (1.78%), myrcène (1.46%), terpinolène (0.16%)

Monoterpénols : linalol (0.07%)

Aldéhydes terpéniques : géranial (1.99%), néral (1.25%)

On prend 2 gouttes d'essence de citron sur un comprimé neutre après les repas.

166

- **Menthe citronnée menthe bergamote (Mentha citrata)**

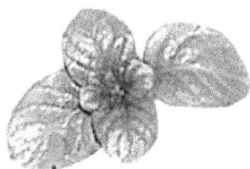

Elle a une action anti-inflammatoire et antispasmodique, elle est tonique au niveau digestif, hépatique et pancréatique. Elle équilibre le système nerveux.

Ses principaux constituants biochimiques sont:

Monoterpènes : myrcène (1.54%), (E)-béta-ocimène (1.09%), limonène (1.06%), (Z)-béta-ocimène (0.76%), béta-pinène (0.40%), terpinolène (0.25%), gamma-terpinène (0.17%), para-cymène (0.15%)

Monoterpénols : **linalol (38.62%)**, menthol (2.20%), alpha-terpinéol (1.17%), géraniol (0.59%), nérol (0.23%)

Esters monoterpéniques : **acétate de linalyle (41.24%)**, acétate de géranyle (3.06%), acétate de néryle (2.16%)

Sesquiterpènes : béta-caryophyllène (1.42%)

Oxydes terpéniques : 1,8-cinéole (0.53%)

- Chromatographie phase gaz du lot LE298 :

Monoterpènes : myrcène (1.71%), (E)-béta-ocimène (1.18%), limonène (1.10%), (Z)-béta-ocimène (0.81%), béta-pinène (0.43%), terpinolène (0.18%), gamma-terpinène (0.15%), para-cymène (0.15%)

Monoterpénols : **linalol (39.10%)**, menthol (2.18%), alpha-terpinéol (0.98%), géraniol (0.53%), nérol (0.23%)

Esters monoterpéniques : **acétate de linalyle (39.85%)**, acétate de géranyle (2.99%), acétate de néryle (2.08%)

Sesquiterpènes : béta-caryophyllène (1.30%)

Oxydes terpéniques : 1,8-cinéole (0.52%)

On utilise 2 gouttes d'H .E. sur un comprimé neutre.

On peut également l'utiliser en onction, à raison de 4 gouttes appliquées sur le plexus solaire.

Action sur le drainage et l'élimination des toxines :

- **Carotte cultivée (Dracus carota variété sativa)**

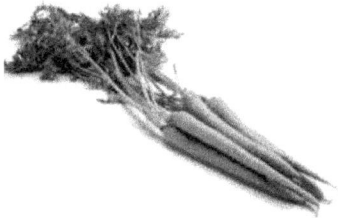

Elle est drainante, tonique et stimulante générale. Elle régénère les cellules du foie et régule à la baisse le taux de cholestérol.

Ses principaux constituants biochimiques sont:

Monoterpènes : alpha-pinène (0.87%), myrcène (0.72%), limonène (0.66%), béta-pinène (0.47%), sabinène (0.14%)

Sesquiterpénols : **carotol (77.28%)**, daucol (1.84%)

Sesquiterpènes : daucène (5.14%), béta-farnésène (2.61%), béta-bisabolène (2.39%), alpha-trans-bermaoptène (0.95%), béta-caryophyllène (0.57%)

On absorbe 2 gouttes d'H.E. sur un comprimé neutre ou une cuillère à soupe de miel d'acacia, avant chaque repas.

- **Céleri (Apium graveolens)**

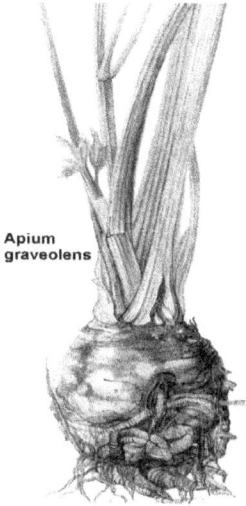

Il draine les toxines et restaure les cellules du foie. Il est aussi antipigmentaire (taches pigmentaires brunes). Son action sera potentialisée par la prise de sélénium.

Apium graveolens

Ses principaux constituants biochimiques sont:

- **Monoterpènes** : limonène (71.35%), myrcène (1.98%), béta-pinène (1.07%), béta-caryophyllène (0.71%)
Sesquiterpènes : béta-sélinène (9.72%), alpha-sélinène (1.62%)
Phtalides : 4,5-dihydro-3-butyl-phtalide (5.87%), butyl-phtalide (1.76%)

La posologie sera de 2 gouttes sur un comprimé neutre, 3 fois par jour après les repas.

- **Myrte vert (Myrtus communis)**

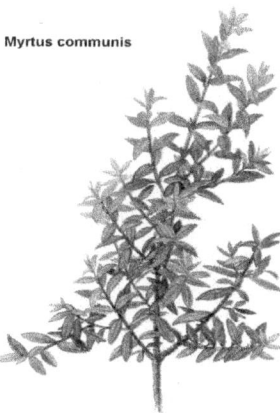

Myrtus communis

Elle restaure les cellules du foie et est un décongestionnant veineux. Elle agit comme astringent cutané (raffermit la peau). Elle a également une action favorable sur le sommeil.

Ses principaux constituants biochimiques sont:
Monoterpénols : linalol (2.97%), alpha-terpinéol (2.02%), terpinène-4-ol (0.32%)

169

Monoterpènes : alpha-pinène (51.67%), limonène (8.54%), para-cymène (1.67%), alpha-terpinène (0.21%)

Oxydes terpéniques : 1,8-cinéole (21.66%)

Esters terpéniques : acétate de géranyle (2.30%), acétate de linalyle (0.99%)

Phénols : méthyl-eugénol (0.52%)

On utilise 2 gouttes d'HE. En onction sur l'abdomen, ou en massage du plexus solaire.

- **Livèche ou céleri sauvage ou ache des montagnes (Levisticum officinalis**

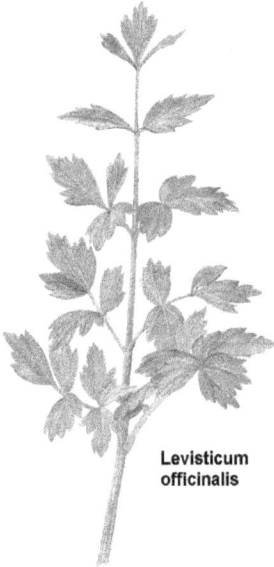

Elle est détoxifiante et stimulante des cellules hépatiques. Elle a, en outre une action antitoxique (contre le poison), anti-infectieuse, antiparasitaire.

Ses principaux constituants biochimiques sont:

Phtalides : (Z)-ligustilide (68.53%), 3-(Z)-butylidène-phtalide (2.69%), (E)-ligustilide (1.58%)

Hydrocarbures (végétaux) : pentyl cyclohexadiène (9.37%)

Monoterpènes : béta-phellandrène (2.22%), béta-pinène (1.49%), alpha-pinène (0.87%), terpinolène (0.23%), limonène (0.20%), camphène (0.19%), gamma-terpinène (0.15%), myrcène (0.12%)

Monoterpènols : terpinène-4-ol (0.11%)

Esters terpéniques : acétate d'alpha-terpényle (0.99%)

Sesquiterpènes : alpha-sélinène (0.38%), delta-cadinène (0.35%), béta-élémène (0.23%), alpha-copaène (0.15%)

On prend 2 gouttes d'H.E. sur un comprimé neutre après les deux repas.

Action sur la circulation veineuse et lymphatique :

- **Pin sylvestre (Pinus sylvestris)**

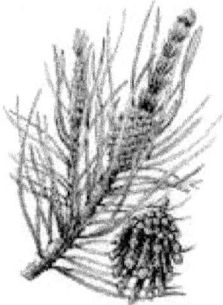

Il a une action rubéfiante (chauffe la peau), analgésique cutanée, dépurative, décongestionnante lymphatique et ovarienne.

Ses principaux constituants biochimiques sont:

Monoterpènes : alpha-pinène (41.44%), béta-pinène (21.43%), delta-3-carène (16.53%), limonène (7.81%), myrcène (1.82%), camphène (1.64%), para-cymène (0.80%), béta-phellandrène (0.61%), alpha-terpinène (0.51%), terpinolène (0.27%)

Esters terpéniques : acétate de bornyle (1.66%)

Sesquiterpènes : béta-caryophyllène (2.50%)

On mélange 30 gouttes d'H.E. dans 10ml d'huile végétale de germe de blé ou d'amande douce que l'on applique en massage sur le bas ventre.

- **Cyprès vert ou de Provence (Cupressus sempervirens)**

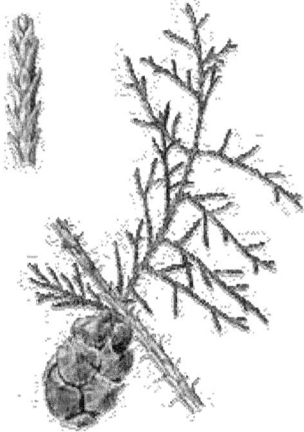

Il a une action décongestionnante veineuse et lymphatique. Il est également efficace contre la rétention hydrolipidique (cellulite), couperose et varices. **Ses principaux constituants biochimiques sont:**

Monoterpènes : alpha-pinène (43.17%), delta-3-carène (18.76%), terpinolène (2.86%), limonène (2.64%) myrcène (2.57%), sabinène (1.69%), gamma-terpinène (0.94%), béta-pinène (0.84%), fenchène (0.61%), para-cymène (0.53%), alpha-thujène (0.53%), alpha-terpinène (0.48%), béta-phellandrène (0.39%), camphène (0.16%), tricyclène (0.15%)

Monoterpénols : terpinèn-4-ol (2.44%), linalol (1.19%), alpha-terpinéol (1.01%)

Sesquiterpènes : germacrène-D (1.72%), delta-cadinène (0.83%), béta-caryophyllène (0.36%)

Sesquiterpènols :cédrol **(2.62%)**

Esters terpéniques : acétate d'alpha-terpényle (5.28%), acétate de 4 terpényle (0.45%), acétate de bornyle (0.13%)

On utilise 2 gouttes d'H.E. dans une cuillère à café de miel, 3 fois par jour.

On peut aussi mélanger 40 gouttes d'H.E. dans de l'huile végétale de calophylle inophylle avec une application sur les jambes sous forme de massage.

- **Genévrier de Virginie (Junipérus Virginiana)**

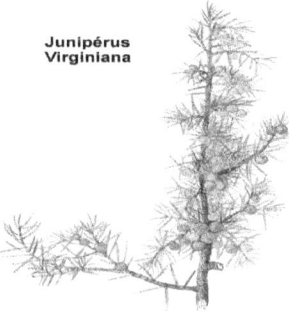

Junipérus Virginiana

C'est un stimulant circulatoire en même temps qu'un décongestionnant veineux et lymphatique. Il est efficace contre la rétention hydrolipidique.

Ses principaux constituants biochimiques sont :

- Chromatographie phase gaz du lot LE301 :

Sesquiterpènes : alpha-cédrène(31.08%), thujopsène (16.72%), cuparène (1.23%)

Sesquiterpénols: cédrol (23.07%)

On mélange 10 gouttes d'H.E. dans 10ml d'huile végétale de millepertuis avec une application sur les jambes sous forme de massage.

- *Romarin à cinéole (Rosmarinus officinalis cinéoliferum)*

Rosmarinus officinalis

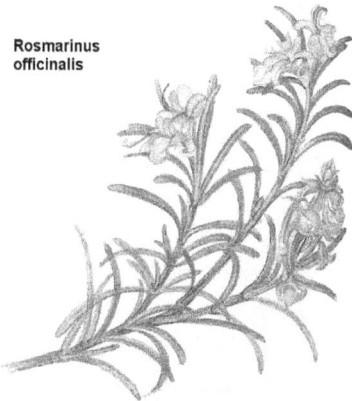

Agit sur « l'effet jambes lourdes », les oedèmes des membres inférieur, les crampes musculaires. Il est recommandé en cas de digestion difficile de douleurs gastriques, cystite, cellulite, culotte de cheval, peau d'orange.

Principaux constituants biochimiques :

Monoterpénones (cétones) : camphre (11.10%)

Monoterpènes : alpha-pinène (10.18%), béta-pinène (7.27%), camphène (3.99%), myrcène (1.41%)

Oxyde terpénique : 1,8- cinéole (50.37%), alpha-terpineol (1.59%), terpinèn-4-ol (0.77%)

Monoterpénols : bornéol (3.28%)

Sesquiterpènes : béta-caryophyllène (4.14%), alpha-humulène (0.41%)

Esters terpéniques : acétate de bornyle (0.96%)

On mélange 10 gouttes d'H.E. à 5 ml d'huile végétale de calophylle inophylle avec une application sur les jambes sous forme de massage.

Action sur la surcharge pondérale et la cellulite

- ### Menthe verte (Mentha spicata)

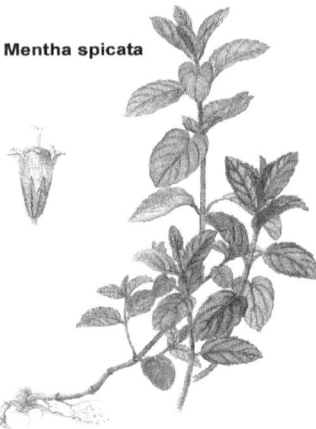

Elle a une action lipolytique, anti-inflamatoire et cholérétique. On l'utilise dans l'obésité et la cellulite et aussi dans les insuffisances digestives et biliaires.

Mentha spicata

Principaux constituants biochimiques :

Monoterpènes : limonène (19.42%), myrcène (1.69%), béta-pinène (0.86%), alpha-pinène (0.73%)sabinène (0.52%), para-cymène (0.23%), gamma-terpinène (0.21%)

Monoterpénols : menthol (1.41%), terpinène-4-ol (0.71%), trans-carvéol (0.64%), cis-hydrate de sabinène (0.35%), linalol (0.05%)

Monoterpénones : carvone (60.03%), (Z)-dihydrocarvone (2.09%), pulégone (0.26%), menthone (0.51%), pipéritone (0.29%)

Oxydes: 1,8-cinéole (1.66%), oxyde de caryophyllène (0.10%)

174

Sesquiterpènes : béta-bourbonnène (1.33%), béta-caryophyllène (1.02%), germacrène D (0.58%)(E)-béta-farnésène (0.46%), béta-copaène (0.17%)

Esters: acétate de dihydrocarvyle (0.26%), acétate de cis-carvyle (0.20%)

On utilisera 2 gouttes D'H.E sur un comprimé neutre après les repas.

- *Thym à linalol (Thymus vulgaris à linalol)*

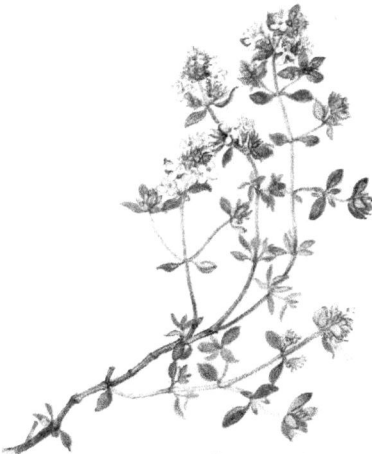

Thymus vulgaris

Il agit sur la fonte des graisses excédentaires. IL agit au niveau du raffermissement cutané : cellulite, peau, rides, seins).

On prend 4 gouttes d'H.E. mélangées à 10 gouttes d'huile végétale, pour masser les zones adipeuses 3 fois par jour.

- **Sauge officinale (Salvia officinalis)**

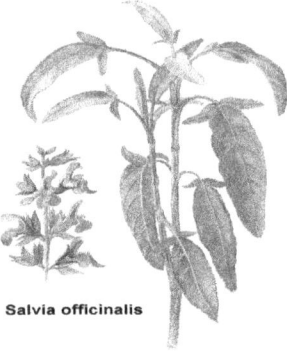

Cette plante de la famille des Lamiaceae est originaire de la partie européenne du bassin méditerranéen ; ailleurs, elle s'est acclimatée.

Après transformation, elle à la propriété d'arrêter le développement et la multiplication des bactéries et des moisissures, elle modère fortement la transpiration et est légèrement diurétique.

Salvia officinalis

Ses principaux constituants biochimiques sont:

Cétones terpéniques : cis-thujone (28.82%), camphre (15.07%), trans-thujone (3.78%)

Monoterpènes : alpha-pinène (6.45%), camphène (5.73%), limonène (5.05%), béta-pinène (1.58%), myrcène (2.86%), para-cymène (1.99%), gamma-terpinène (1.50%)

Oxydes terpéniques : 1,8-cinéole (8.44%)

Monoterpénols : bornéol (2.12%), linalol (1.36%), terpinèn-4-ol (0.65%), alpha-terpinéol (0.30%)

Esters terpéniques : acétate de bornyle (1.51%)

Sesquiterpènes : alpha-humulène (4.21%), béta-caryophyllène (2.97%)

Sesquiterpénols : viridiflorol (0.65%)

On utilisera 2 gouttes D'H.E. sur un comprimé neutre, 2 fois par jour entre les repas.

- ## Cannelle de Chine (Cinnamomum verum)

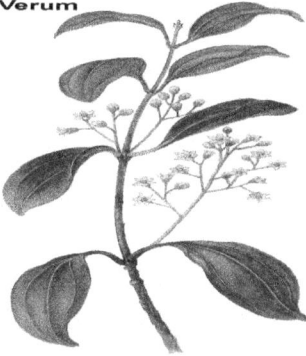

Cinnamomum Verum

Elle a une action hyperémiante (chauffe la peau).

Ses principaux constituants biochimiques :

Monoterpènes : béta-phellandrène (2.36%), para-cymène (1.46%), alpha-phellandrène (1.31%), limonène (0.60%), alpha-terpinène (0.56%), alpha-pinène (0.47%), béta-pinène (0.23%), camphène (0.20%), terpinolène (0.18%), myrcène (0.12%)

Monoterpénols : linalol (3.39%), alpha-terpinéol (0.52%), terpinène-4-ol (0.25%), alcool (E) cinnamyle (0.11%)

Aldéhydes : **(E)-cinnamaldéhyde (68.69%),** (Z)-cinnamaldéhyde (0.42%)

Esters terpéniques : **acétate de cinnamyle (4.35%)**, benzoate de benzyle (0.82%)

Phénols : eugénol (2.62%)

Sesquiterpènes : béta-caryophyllène (6.33%), alpha-humulène (1.08%), alpha-copaène (0.71%)

Oxydes : 1.8 cinéol (0.12%)

On mélange 2 gouttes d'H.E. mélangées à 20 gouttes d'huile végétale de noisette, pour masser les zones cellulitiques.

- **Hysope officinale couchée (Hysopus officinalis) variété Décumbuns**

Hysopus officinalis

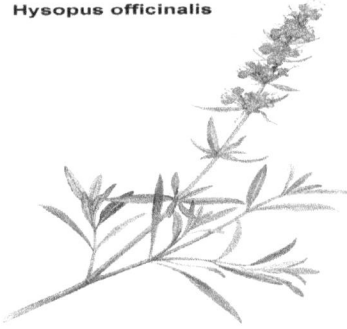

Faisant partie de la famille des Lamiaceae, l'hysope est un petit arbuste croissant sur les rochers et les éboulis secs et ensoleillés, principalement sur sol calcaire. Son domaine s'étend depuis l'Espagne jusqu'à Caspienne et le nord de l'Iran. Dans d'autres régions, par exemple en Allemagne, et partout où l'on cultive la vigne, on l'a trouve, de temps en temps, à l'état sauvage. La variété utilisée en huile essentielle, est Décubens, car la variété Officinalis est neurotoxique.

Elle dissout les graisses, stimule les fibres élastiques de la peau et agit sur la cellulite.

Principaux constituants biochimique

- *Chromatographie phase gaz du lot LE053 :*

Oxydes terpéniques : 1,8-cinéole (51.03%)

Monoterpènes : béta-pinène (11.79%), sabinène (2.34%), alpha-pinène (3.77%), myrcène (2.53%), E-béta-ocimène (2.09%), Z-béta-ocimène (1.93%), limonène (2.96%)

Monoterpénols : terpinène-4-ol (0.60%), linalol (0.32%)

Cétones : isopinocamphone (4.11%), pinocamphone (3.45%), pinocarvone (0.03%)

Sesquiterpènes : germacrène-D (1.21%), béta-bourbonnène (0.43%)

- *Chromatographie phase gaz du lot LE321 :*

Oxydes terpéniques : 1,8-cinéole (50.53%)

Monoterpènes : béta-pinène (12.53%), (Z)-béta-ocimène (3.54%), (E)-béta-ocimène (3.41%), sabinène (2.57%), alpha-pinène (2.16%), myrcène (2.06%), limonène (1.55%)

Monoterpénols : alpha-terpinéol (2.25%), terpinène-4-ol (0.65%), linalol (0.21%)

Cétones : pinocarvone (3.71%), pinocamphone (1.19%)

Sesquiterpènes : germacrène-D (1.50%), béta-bourbonnène (0.18%)

On utilisera 2 gouttes D'H.E. sur un comprimé neutre, 2 fois par jour entre les repas.

- **Basilic exotique (Ocimum basilicum)**

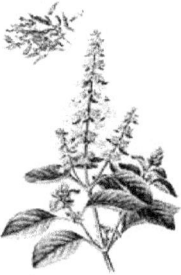

Régularise le système neurovégétatif

Principaux constituants biochimiques :

Monoterpènes : (E)-béta-ocimène (0.18%)

Phénols méthyl éthers : méthyl-chavicol (71.89%)

Oxydes terpéniques : 1,8-cinéole (0.28%)

Monoterpénols : linalol (19.72%)

Sesquiterpènes : (E)-alpha-bisabolène (1.92%), (E)-alpha-bergamotène (0.76%), germacrène-D (0.72%), béta-caryophyllène (0.59%), alpha-humulène (0.24%)

Aldéhydes : géranial (0.87%), néral (0.69%)

La posologie sera de 3 gouttes sur un comprimé neutre, 3 fois par jour.

On peut aussi utiliser 2 oléocapsules à absorber entre les repas, ou encore mélanger 3 gouttes d'H.E. avec de l'huile végétale de noisette pour masser le plexus solaire

- **Cèdre de l'Atlas (cedrus atlantis)**

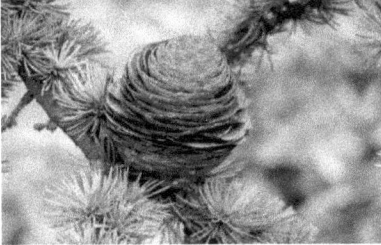

Il a une action lypolityque, et agit sur la cellulite.

Principaux constituants biochimiques :

Sesquiterpènes : béta-himachalène (46.92%), alpha-himachalène (18.39%), gamma-himachalène (10.26%), alpha-zingibérène (1.96%), delta-cadinène (1.55%), alpha-calacorène (0.54%), (E)-alpha-bisabolène (0.47%), ar-himachalène (0.43%), alpha-cédrène (0.37%)

Sesquiterpènols : himachalol (0.44%), épi-cubénol (0.40%)

Cétones sesquiterpéniques : **(E)-alpha-atlantone (2.19%)**, (E)-gamma-atlantone (1.93%), (Z)-alpha-atlantone (0.56%), (Z)-gamma-atlantone (0.55%)

On mélange 2 gouttes d'H.E. mélangées à 20 gouttes d'huile végétale de noisette, pour masser les zones cellulitiques.

On pourra utiliser une seule huile essentielle ou une composition, l'important est d'adapter ce « traitement » à la prise en charge complète de l'individu (Hygiène alimentaire, pratique sportive, psychologie, technique énergétique…).

(Sources des données chimiques des huiles essentielles : **aroma-zone.com**)

CONCLUSION GENERALE

Nous avons vu qu'au travers de ces pages, la possible prise en charge complète d'un patient dans une orientation d'amaigrissement, est une chose à la fois simple et complexe :

Elle est simple, parce que l'on dispose de nombreux outils performants qui permettent une prise en charge holistique de l'individu.

Elle est complexe parce que le thérapeute doit pouvoir adapter ces outils :
- Au tempérament du patient
- A sa psychologie
- A ses goûts (certaines personnes ne supporteront pas la relaxation, ou bien ne voudront pas expérimenter le massage à cause du rapport qu'elles ont avec leur propre corps)
- Aux désirs du patient (qui sont parfois nombreux, pour au final, n'en réaliser aucun !)

L'obésité est un sujet préoccupant en France. Elle touche une population à chaque fois plus nombreuse. Elle touche les adultes et de plus en plus les enfants. Elle s'installe dans les couches sociales particulièrement défavorisées. Il est évident que lorsque les revenues du foyer sont peu conséquent, le panier de la ménagère ne pourra être constitué que de produits bas de gamme et donc d'une alimentation « bon marché » et industrielle.

Notre société moderne ne favorise pas le bien-être physique et psychique.

Quand on n'a pas de travail c'est le stress de pouvoir en trouver un. Alors on rumine nos mauvaises pensées, on s'ennuie, on mange pour combler cette insatisfaction, et le plus souvent on mange n'importe quoi.

Quand on a un travail, c'est une vie de stress, où l'on doit travailler toujours plus vite et toujours plus, pour une compensation salariale souvent ridicule.

Ce travail nous accapare 24 heures sur 24. Il est tellement dur de remplir correctement sa fonction, de plus on peut être licencié du jour au lendemain. On dort peu, on mange sur le pouce (quand on a toutefois le temps de prendre un repas le midi !). Peu de loisirs, pas d'activités physiques.

Tout est réunit pour, à la longue, déclencher une pathologie plus ou moins lourde, et entre autre, l'obésité.

Les mentalités commencent peu à peu à changer. On le voit pour l'agriculture biologique qui progresse en France, avec l'avis de plus en plus favorable des médecins et scientifiques, pour une alimentation dépourvue de produit chimique. Les grandes surfaces commerciales ont maintenant toutes un rayon diététique ainsi que des stands proposant des produits issus de l'agriculture biologique.

Il reste encore à faire changer en profondeur les mentalités, pour que chacun se sente responsable de sa santé. Pour que le plus grand nombre assume le fait de se prendre en charge, dans le respect des autres et de la nature qui nous entoure. Notre survie est à ce prix.

Avoir une bonne santé oui, mais une santé au naturel !

BIBLIOGRAPHIE

- **Révélation santé**

Docteur Thierry SCHMITZ
Éditions GUY TRÉDANIEL ÉDITEUR

- **Diététique de l'expérience**

Robert MASSON
Éditions GUY TRÉDANIEL ÉDITEUR

- **Naturopathie la santé pour toujours**

Daniel KIEFFER
Editions GRANCHER

- **Aroma-Minceur**

Dr Jean-Pierre Willem
Albin MICHEL

- **La Naturopathie au quotidien**

Dominick Léaud-Zachoval
Éditions Quintessence

- **Les bains dérivatifs**

France Guillain
Éditions Jouvence

183

- **Magazine Le Monde Du Muscle**

N° 288- juin 2008

Article nutrition et santé

Bruno Lacroix

- **L'énergie du cru**

Leslie et Susannah Kenton

Éditions Jouvence

- **Maladies métaboliques de type obésité**

- **Évaluation des effets du Bol d'Air Jacquier®**

Synthèse des travaux du Professeur Paolo De Cristofaro

Et des ses collaborateurs :

Béatrice Dragani et Guido Malatesta

Nino Carlo battistini

Angelo Pietrobelli

Et un remerciement particulier à Mademoiselle Béatrice MERCIER

Docteur en science de l'écologie

Docteur en Biochimie de l'oxygénation cellulaire, pour la communication de cette documentation scientifique.

- **Equilibrez Votre Poids - La Voie Des Comptabilités Alimentaires**

Désiré Mérien

Editions JOUVENCE

- **Le guide de la médecine globale et intégrative**

Dr Luc BOBIN

Edition LE CLUB

- **La leçon de Réflexologie**

David Tran

Flammarion

- **Cours de sophrologie**

André DAPREY

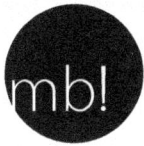

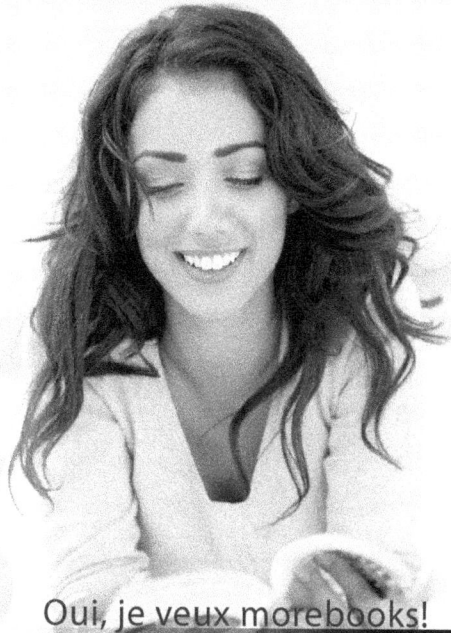

www.ingramcontent.com/pod-product-compliance
Lightning Source LLC
Chambersburg PA
CBHW021559210326
41599CB00010B/507